# 20歳若く見えるために私が実践している100の習慣

100 THINGS I DO TO LOOK
20 YEARS YOUNGER

南雲吉則
Yoshinori Nagumo



中経出版

# はじめに

２０１２年で私は57歳を迎えます。

ところが、年齢を言うと多くの人が「もっと若く見えます！」と驚いてくれます。30代に見えると言ってくださる方も少なくありません。

現在、身長１７３㎝で体重61㎏。贅肉もついていません。肌の美しさも自慢です。また、数年前に各部位の年齢を調べてみたところ、脳年齢38歳、骨年齢28歳、血管年齢26歳という結果が出ました。

私自身、30代のころはいまより老けた外見をしており、メタボ体型で健康にも不安がありました。そこで、健康のためにと、さまざまな文献を読んだり自分の生活を試行錯誤したりしてたどりついたのが、本書で紹介する方法です。

私が実践する方法は、特にジムに通っているとか、特別な化粧品を使うとかそういうことではありません。

強いていえば、人間の中の眠っている力を利用するということでしょうか。「火事場の馬鹿力」みたいなものをイメージしていただければいいと思います。

人類17万年の歴史は餓えと寒さと感染症との闘いでした。そのために我々の体のなかには危機を乗り越えて生き抜こうとするときだけに発現する生命力というものがあるのです。

たとえば、地球上の生物は「いつ水が飲めるか分からない」環境で生きています。そのため、少し水を飲めば細胞と細胞の間質に間質液がたまり、体がむくむようにできています。また「いつ食事にありつけるかわからない」環境にいるため少し食べただけで脂肪がたまるようにできています。

ところが、その生命力を生かせないばかりか、逆に命を縮めてしまっています。これは非常にもったいないことです。

たとえば、体は冷やされると体温調節中枢によって内臓脂肪が燃焼され、深部体温が上昇します。しかし、逆に温めると体温を下げようとするのです。そのため冷えは悪化し、脂肪は燃えにくくなります。

また、体は空腹になると何とか生き延びようとして、若返りホルモンである成長ホルモンや、若返り遺伝子であるサーチュイン遺伝子を出して、体を若返らせようとします。

反対にたくさん食べるといくら食べても太らない体を獲得しようとします。それが糖尿病です。

さらに、最近流行の「清潔志向」は免疫過剰を引き起こし、その結果、アレルギーや自己免疫疾患がはびこっているのです。

自分の中の眠っている生命力を信じて、体を甘やかさないようにすれば、生命力を120％引き出すことができて、年を重ねていても若々しくいることができるのです。

ところで、「20歳若く見える」というと、外見のことばかりを考えがちですが、心の若さを保つことの重要性も訴えたいと思っています。

これは私の造語ですが、若返りには「心・美・体」の調和が不可欠です。「心」は「精神年齢」、「美」は「美容年齢」、「体」は「肉体年齢」のことです。

たとえば肉体年齢や美容年齢がすごく若かったとしてみても、精神年齢がすごく年寄りだったら、その使い道はないと思います。

逆も同様で、精神年齢が非常に若かったとしてみても、肉体年齢、美容年齢が年老いていたらその使いようはないものです。

さらにいうなら、「心・美・体」の3つの若さは相互に影響しあっています。肌や体型といった美容年齢というのは肉体の健康の表れですし、体が健康でなければ若々しい精神を維持することはできません。「心・美・体」という3つの若さの調和をとれていることが本当の若さだと言えるでしょう。

眠っている生命力と「心・美・体」の能力を引き出して、若い人に負けない若々しい人生を送っていただきたい、というのが私の願いです。

本書で紹介している習慣すべてを実践できなくてもかまいません。ご自分のライフスタイルに合うものから実践していただければと思います。

その日からあなたの体はいきいきとして喜びの声をあげるでしょう。肌はつやつやとして、ウエストはくびれはじめます。そのときあなたは、この本に書かれていることが生物の自然の摂理にかなっていることを実感するでしょう。

本書が、皆様のお役に立てば幸いです。

2012年2月

南雲　吉則

『20歳若く見えるために私が実践している100の習慣』もくじ



# 第1章 スポーツしない
## ～南雲流・体の動かし方～

# 第2章

# 食べない
## ～南雲流・食事のすすめ～

## 第3章



# 飲まない
## ～南雲流・嗜好品への対処法～

## 第4章

# 考えない
## ～南雲流・ストレス解消法～

第5章

# 洗わない
## ～南雲流・ボディケアの習慣～

# 第6章

# 温めない

## ～南雲流・体を強くする習慣～

## 第7章

# 夜更かししない

## 〜南雲流・若返り睡眠術〜

編集協力：根橋明日美
本文イラスト：門川洋子
本文デザイン・図版：松好那名（matt's work）

第 1 章

# スポーツしない

## 南雲流・体の動かし方

# 1 スポーツはしない

私は外科医です。手術が終わった患者さんから「いつからスポーツをしてよいか」と聞かれることがあります。そんなとき私はこう答えます。

**「スポーツは体に毒だからしないほうがよい」**

そのことを示す実例を挙げましょう。

ジム・フィックスというアメリカ人がいました。彼は世界中で大流行したジョギングの開祖ですが、52歳のとき、ジョギング中に倒れ、そのまま亡くなりました。

何が原因だったのか。それは、ジョギングによる心臓への負担です。

もともと心臓は「終末分裂細胞」と呼ばれていて、子どものときに細胞分裂が停止しています。通常の臓器ならば傷ついても細胞分裂によって細胞の数を増やし、傷を修復できます。しかし、心臓は心筋梗塞によって細胞が死んでしまうと、あとは心移植をするしかないのです。

あらゆる動物において心臓は生涯に20億回しか拍動しません。それを使い果たしたとき、寿命は終わります。

では、なぜ象は非常に長寿で、ねずみは非常に短命なのでしょうか。

この違いは、象は徐脈、ゆっくりとした脈であるのに対して、ねずみは頻脈、非常に速い脈であるということです。つまり、**心拍数が速ければ速いほど短命なのです**。ですから、動物は餌を取るときと、敵を追い払うとき以外は体を動かしません。無駄なスポーツはしないのです。

ここからいえるのは、長生きをしたいなら、無理に心拍数を上げるスポーツはすべきでないということです。

進化の結果、長寿となった人間の心臓も生涯の間に20〜30億回しか拍動しません。これを計算してみると、1分間の心拍数が50回ですから、1時間に3000回、1年で約2500万回になります。日本人の平均寿命が80年だから20億回、世界の最長寿命が120歳だから30億回なのです。

# 2

# どんなことがあっても走らない

以前、私がフィットネスクラブでエルゴメーターという自転車をこいでいたとき、「140以上の心拍数を維持する」ように指導されました。心拍数を上げる有酸素運動によって脂肪を燃焼させるという理論なのですが、これは古い考え方です。通常の心拍数は50くらいですから、これでは心臓が3倍早く老化してしまいます。

そこで最近の新しい考え方をご紹介しましょう。アメリカのスポーツ医学者のマフェトンが提唱した、「マフェトンの公式」です。

これは、普段運動をしない人は**「170－（実年齢）」を最大心拍数として、これ以上心拍数を上げない**という考え方です。たとえば、70歳の人であるならば、最大心拍数は100を超えないようにしなければなりません。

若い頃からスポーツをしている人は「スポーツ心」といって、もともと脈がゆっくりしています。そのため、最大心拍数は「180－(実年齢)」で求めます。

私はいつも新幹線で移動していますが、以前は乗り遅れそうになったときに階段を駆け上がっていました。どうにか間に合って席についても心臓はバクバク、息はハアハア、顔面は蒼白、吐き気がとまりません。この状態が品川から新横浜まで続くのです。

「ただ息が切れただけだろう」などとあなどってはいけません。これは急性心不全の微候だからです。スポーツが大好きだった高円宮様がスカッシュの最中に心不全で亡くなられたのは記憶に新しいと思います。

もともと、スポーツは「模擬戦《もぎせん》」なのです。戦争で勝つための体力や能力を競い合うことから始まりました。ですから、スポーツ中は戦いのホルモンであるアドレナリンが交感神経を刺激して、心拍数はただでさえ高まっているのです。そのうえに過激に走れば心停止しても不思議はありません。

スポーツをするときＡＥＤ（自動体外式除細動器）があることを確認すること。それ以前に心拍数を上げ過ぎないことを心がけて下さい。

# 3

# 痩せたい人はスポーツはしない

よく、痩せるためにスポーツをするという方がいますが、ズバリ申し上げます。

**「スポーツでは痩せません」**

私自身、38歳のときに痩せようと一念発起し、スポーツを始めたことがありました。

もともとA型で、真面目な性分なので週に5回はフィットネスクラブに行って、エルゴメーターをこぎ、さらに水泳をして、人の倍くらいの運動をしました。

ところが、そのフィットネスクラブに通ったわずか2ヶ月の間に体重がみるみる増えて、最終的には10kg以上増えてしまったのです。

「そんなバカな！　スポーツをすればエネルギーを使うのだから痩せるだろう」とおっしゃる方に、太るメカニズムを医学的に説明いたしましょう。

エネルギーの消費には、**「基礎代謝」**と**「運動代謝」**の2つがあります。

基礎代謝とは、運動をせずに安静にしているときに使われるエネルギーのことです。心臓を動かしたり、呼吸をしたり、消化したり、ものを考えたりしたときに使われるエネルギーです。基礎代謝の場合は脂肪がエネルギー源となって燃焼します。

運動代謝とはスポーツをするときに使われるエネルギーで、エネルギー源となるのは、筋肉のなかに蓄えられている「グリコーゲン」という糖です。グリコーゲンが燃焼すると、血糖値が下がります。血糖値が下がると、空腹感を感じるのでスポーツをしたあとは、たくさん食べてしまうのです。

食べたものはすぐに消費されず、膵臓《すいぞう》から分泌されたインスリンというホルモンによって、脂肪として体に蓄積されるのです。つまり、**スポーツをすれば太るのです。**これでは望んでいるようなくびれたウエストにはほど遠くなってしまいます。

1 スポーツしない
食べない
飲まない
考えない
洗わない
温めない
夜更かししない

# 4 「第二の心臓」を使う

心拍数の上がる運動は筋肉中のグリコーゲンを消費し、心拍数の上がらない運動が脂肪を燃焼する、ということが分かっていただけたと思います。

「心臓を使わないでどうやって運動するんだ」という人にズバリお答えします。

**「第二の心臓を使いなさい」**

「第二の心臓？　心臓は一つしかないじゃないか」という、そんなあなたに「血液循環」のメカニズムをご説明しましょう。

心臓というのは、酸素や栄養を体全体に届けるための血液を全身に送り出すポンプの仕事をしています。

血液を送り出し続ける以上、末梢《まっしょう》に届いた血液を回収するという仕事も必要になりますが、心臓自体には、この作用はありません。それでは、末梢の血液を心臓へと送り返す働きをしているのは何かというと、それが、ふくらはぎの筋肉なのです。

歩くことによって、ふくらはぎの筋肉は収縮と弛緩《しかん》（ゆるむこと）を繰り返します。このときの心臓のような動きによって、筋肉がポンプとして作用し、血液を送り出します。

逆に歩かないということは古い血液が末梢にたまっていくということ。飛行機の中で長時間座っていると、足がだるくなってくることがあります。これは、古い血液が血管内で固まってきているのです。これを、「深部静脈血栓症」といいます。

先日の東日本大震災でも住む家ごと流されて、車の中に避難して寝泊りしていた方の脚を超音波で検査したところ、半数の人の血液が固まっていたそうです。この状態を放っておくと、固まった血液が肺や脳に飛んで命を落とすことがあります。これを「エコノミークラス症候群」と呼びます。

ですから、「第二の心臓」を積極的に使うという意味で、積極的に歩くことをおすすめします。

# 5 万歩計は捨てる

よく歩くために、「万歩計をつけて一日一万歩は歩くようにしている」という人がいます。そんな人にズバリ申し上げます。

**「万歩計は捨てなさい」**

忙しい現代人が毎日一定時間をエクササイズのためにさくことは難しく、だから長続きしないのです。

最近の医学的運動療法の考え方は**「ノンエクササイズ」、スポーツではなく日常生活で体を動かすというものです**。普段、車で通勤や買い物をしている人は歩くか、電車やバスを使いましょう。自分の足を使うということで、十分に一日一万歩分の効果が上げられるからです。

どうしてもスポーツをしたい方は、まず家事や仕事を１００％完璧にこなしてください。それでも時間と体力が余っているならスポーツで発散してもけっこうです。お子さんが宿題をせずに遊んでいたらあなたは怒るでしょう。それと同じことです。**きちんと、家事や仕事ができていない人にスポーツをする資格はありません。**

テニスやゴルフに行く前に家のフローリングの床がピカピカになっているかチェックしてください。汚れていたら雑巾片手に家中の床を四つんばいになって拭きます。全身に汗をかいているうちにスポーツをする気力はなくなるでしょう。

私は、**世の中に貢献する仕事によって体力を消費したいと思います。**

たとえば、専業主婦の方で、家のなかで過ごすことが多いという人であれば、用もなくジョギングをするのではなく、軍手と火ばさみをもって家を出て、道に落ちている吸い殻や空き缶を拾いながら、散歩するのはどうでしょうか。

私は通勤のとき「ポイ捨て禁止」と書いた黄色いたすきをかけたおじいさんたちと、毎朝同じ時間にすれ違います。彼らは、たばこの吸い殻などを拾って歩いているのです。顔を合わせるうちに、挨拶するようになり、私も最近はゴミを拾って帰るようになりました。

# 6

# 「競歩」で通勤する

「メッツ（METs）」という運動の単位があります。安静時（座っているとき）に消費されるエネルギー量を1メッツとし、1メッツで1時間運動したときの運動量のことを「1エクササイズ」といいます。

厚生労働省によると、**1週間に3メッツ以上の運動で23エクササイズの運動量が必要**だといいます。

通常の歩行は3メッツですので、1日1時間以上歩かないと、1週間に必要な運動量に達しません。

ところが、風を切るように早く、いわゆる競歩のように早く歩くと、5メッツの運動量になります。ちなみに、ジョギングでは6メッツの運動量になりますが、ジョギングは心拍数が上がるので薦めません。

また、競歩の場合は必ずどちらかの足が地面についていますが、ジョギングの場合には両足が離れる滞空時間があります。両足が離れるということは、着地時の衝撃が大きく、ひざに負担がかかるということです。

特に、肥満の人や普段から運動をしていない人は、急にジョギングを始めることによって、ひざや心臓に負担がかかり、逆に健康を損なう危険性があります。**競歩のように歩くのであれば、1日あたり40分歩けば、必要な運動量に届く計算になります。**

1日40分ということは、自宅から駅まで早歩きで5分、駅から会社まで早歩きで5分、電車の中で座らないで10分立つだけで、往復で40分の運動を確保できます。

早歩きをすれば、通勤時間だけで、十分な運動量を確保でき、ダイエットと若返りになるということです。

# 7 胸を張っておなかを引っ込める

「いくら運動してもダイエットをしてもウエストがくびれない」と嘆くあなたにズバリ申し上げます。

**「ウエストが太いのは日本人が獲得した進化だ」**

日本人の祖先は、モンゴルよりも北、シベリアの北寒冷地に住んでいた民族で、モンゴロイドといいます。

高校のとき生物で習った「アレンの法則」によると、**「寒冷地に住む動物というのは、体の凹凸が少なく、皮下脂肪が多い」**とされています。

凹凸が大きいと表面積が大きくなって、体熱の放散が多くなってしまうので、それを防ぐために、体はずんどうで手足は短いのです。これはあざらしを思い浮かべていただければよいでしょう。

ですから、日本人は、胸もお尻も小さくてウエストもくびれておらず、手足が短いのです。ちなみに、日本人の顔が、凹凸が少なく平坦なのも同じ理由です。日本人の体型というのは、寒冷に打ち勝つために獲得した進化の姿なのです。

これは誇るべきことですが、ただでさえウエストのくびれが少ない民族なのに、加齢につれて内臓脂肪が増えると、ウエストはさらに太くなってしまいます。

ウエストをくびれさせるためには、ダイエットをして脂肪を少なくすればよいのですが、それには時間がかかります。そこですぐに見かけを改善できる、**「ドローイン」**をおすすめします。ドローインとは、おなかをぐっとへこませた状態をキープすることです。ドローインによりおなかまわりの筋肉が鍛えられるため、くびれができやすくなります。

ドローインは、スポーツのように心拍数が上がることもありませんし、オフィスや家事の途中、散歩中など、いつでもできるので私も意識してやっています。

**人前ではおなかを引っ込める癖をつけましょう。**

# 8

# かっこつけて歩く

私は出勤のとき駅前を通りますが、毎朝駅からあふれ出る人の群れを見るとゾンビを思い浮かべます。その理由は姿勢の悪さにあります。背中を丸め、ひざを曲げながらうつむいてトボトボと歩いているからです。

そこでどうやって歩くのかをお教えしましょう。**まず息を吸って胸を張ります。おなかは引っ込めましょう。その状態をキープしながら最大歩幅で歩いてください。**最大歩幅というのは、自分が開けるだけのめいっぱいの歩幅です。

この姿勢で歩くことによって、肋間筋、横隔膜の筋肉、腹筋、背筋、下半身の筋肉を最大限に使うことができます。ストレッチになりますし、歩くだけなら心拍数は上がりにくく、心臓に負担をかけることもありません。

こうやってスターのようにさっそうと風を切って歩くと、運動量も上がり、体型も若々しくなります。ぜひ実践してみてください。

## かっこつけた歩き方

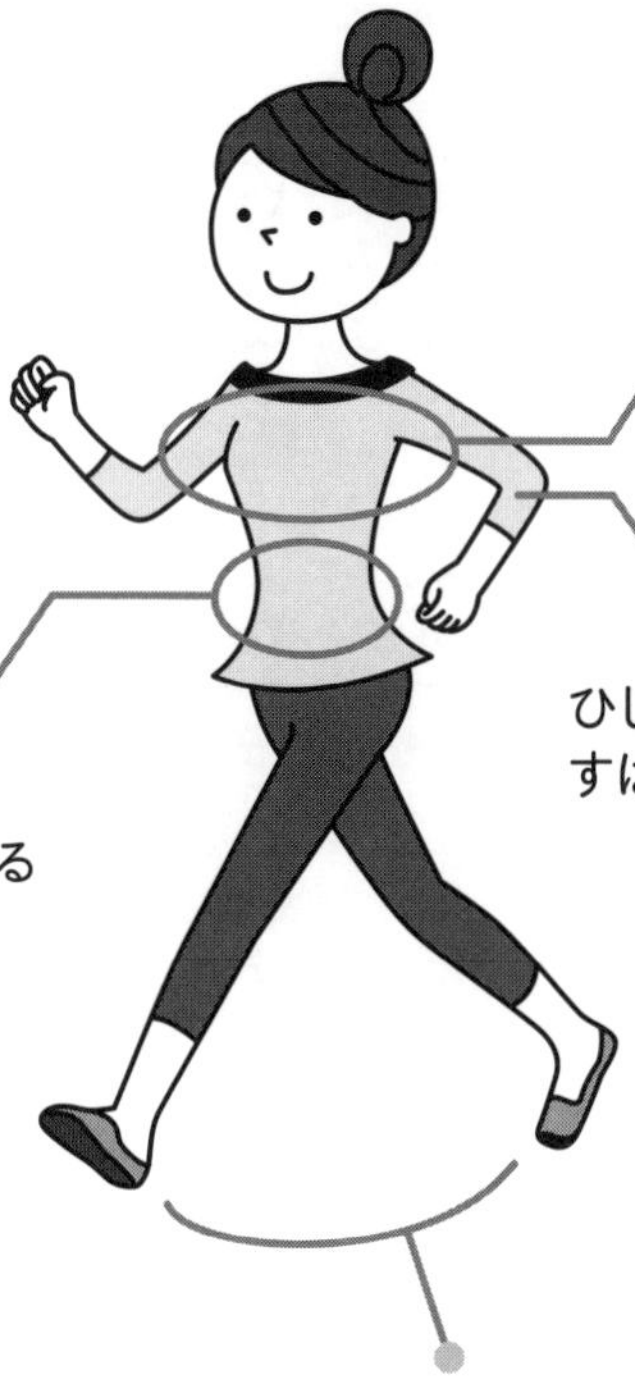
胸を張る
ひじは軽く曲げ
すばやく振る
おなかを
引っ込める
最大歩幅で

# 9

# 電車に乗ったら座らない

皆さんが電車やバスに乗るとき、空いている席を探して我先に座りますよね。そして人に席を取られるとくやしがります。

しかし私は座りたい人に席をゆずりながらこうつぶやきます。

「ああこの人は早死にだ」

なぜなら、電車やバスは格好のエクササイズの場だからです。

ジムやエステに行くと、「バランスマシーン」という機械があります。揺れる円盤状の台の上に乗ってバランスを取ると痩せるというもので、15分や30分で数千円の費用をとられます。しかし、電車で何駅かの間を座らずに2本の足でバランスをとりながら立っていれば、同じ効果が得られるのです。

まずは座らないようにしましょう。そしてつり革にもなるべくつかまらず、2本の足でふんばってバランスをとってください。

## 電車やバスで立つとき

○ 上体は力を抜いて、胸を張り、おなかを引っ込める

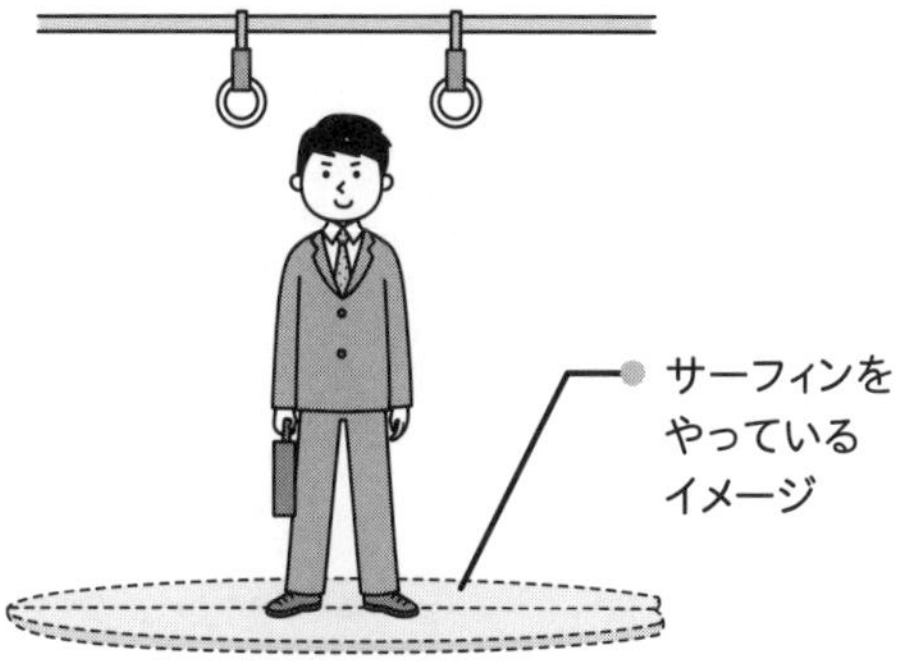


× つり革に寄りかからない

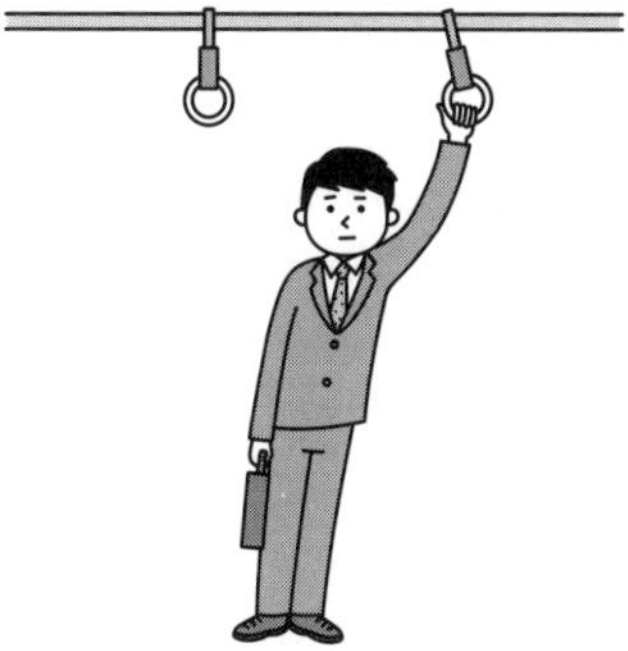

# 10

# 座るときには深く腰かける

長距離の移動のときには、座らなければならないこともあるかと思います。特に、飛行機や新幹線で座らないわけにはいきません。

**このときには、座り方に気をつけてください。**いすに浅く腰かけて、背筋を伸ばすのが、座り方のいちばんよい礼儀作法だと思っている人が多いですが、浅く腰かけていると、疲れて寄りかかったときに背中が丸まってしまいます。

ですから、**座面と背もたれとの間にお尻をはさむようにしてできる限り深く腰かけてください。**そうすると、下を向かない限り背中を曲げられないので、背中が丸まることはありません。

この状態で、背もたれにあまり寄りかからないようにしながら、背筋をピッと伸ばして、胸を張っておなかを引っ込めているだけでも、基礎代謝が上がります。

## どうしても座らなければいけないときの座り方

○ 座面と背もたれの間に、お尻をはさむように
できるだけ深く腰かける

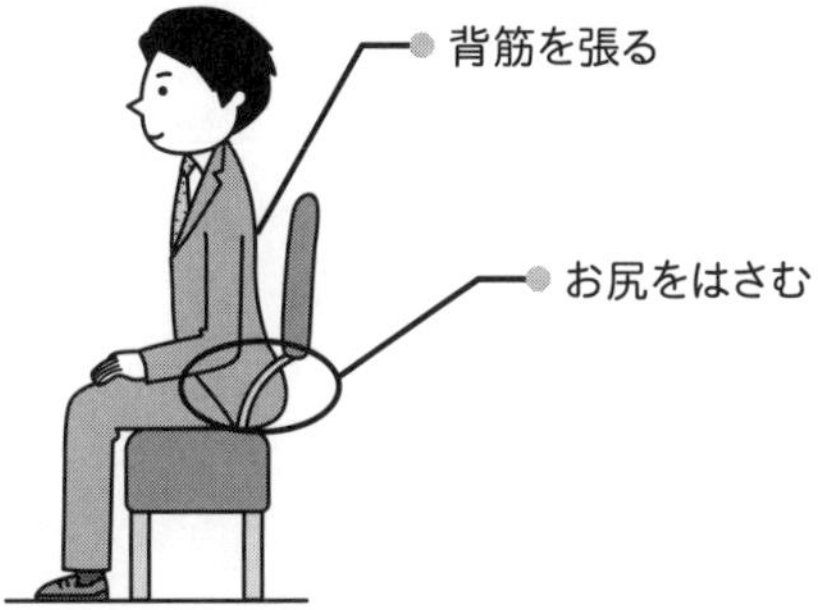


× 浅く腰かけると、疲れたときに背中が丸まる

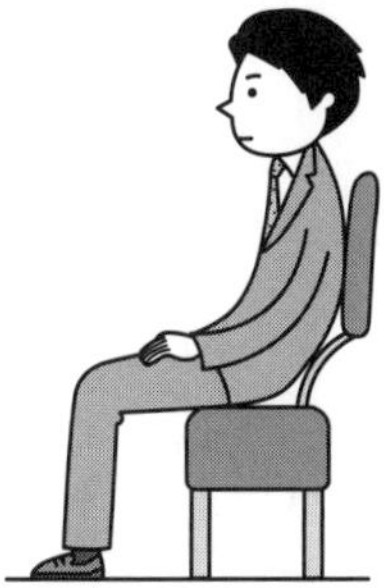

# 11 座っているときには「貧乏ゆすり」をする

新幹線や飛行機などでいすに座っているとき、腹筋と背筋は使っていますが、下半身の筋肉は使っていません。そのため、心臓から送り出された血液は足の静脈にたまって、ドロドロに固まりかけています。これを放置すれば「深部静脈血栓症」、その血の固まりが肺や脳に飛べば「エコノミークラス症候群」ですね。

飛行機に乗ったときに、その予防のために座りながらできる足の体操を指導されます。それよりももっとよい方法がありますのでお教えしましょう。それが「貧乏ゆすり」です。

貧乏ゆすりをすることで、ふくらはぎの筋肉が収縮し、そのポンプ作用によって下半身の血のめぐりがよくなります。そのことによって足のむくみがとれ、足首も細くなって、基礎代謝も上がります。

仕事中にも、積極的に貧乏ゆすりをしましょう。

## 12

# 「細道」「裏道」「日陰道」を歩く

自動車の多い通りを歩くのは、大気汚染にさらされて、健康によくありません。さらに、日当たりのよい表通りを歩けば、肌が紫外線に侵される心配もあります。

したがって、**歩くときには、細道、裏道、日陰道を歩くようにしましょう。**

細道や裏道、日陰道は、陰が多く緑があることが多いため紫外線や大気汚染が少なく、また道も狭いので車にひかれる心配もなく、快適にウオーキングができます。

今の通勤ルートより少し長くなるくらいのデメリットは「早めに起きれば大丈夫」と考え、なるべく細道や裏道、日陰道を歩くようにしましょう。

# 13

# 歩くときは日傘をさす

健康のために日光浴をしている人をよく見かけますが、ズバリ申し上げます。

## 「紫外線は老化のもと」

そもそも地球に生物が生まれたときには、ほとんどの生物は海のなかにいました。海のなかまで紫外線は届いていなかったので、当時は紫外線による害はなかったと考えられます。ところがわれわれが地上で生活を送るようになってから、紫外線が私たちの肌をむしばむようになってしまいました。

紫外線にはA波、B波、C波の3種類があります。C波は、いちばん放射線に近い紫外線で、組織に与える侵襲性が強いものです。ただこれは地球上のオゾン層でブロックされていますので、地上に届くことはほとんどありません。

A波というのは赤外線に近いもので、体の深いところに届くものです。ただ、赤外線と同じようにさほどの害はありません。

問題なのはB波です。これはC波とA波の中間くらいで、放射線的な要素をもっていたりして組織に対する障害性があります。冬場であれば紫外線全体のわずか5％程度ですが、夏場だとその割合は増えます。

日光に当たらないと、ビタミンDが合成されず骨がもろくなって「くる病」になることを心配する人もいます。しかし、**一日に必要な日光の量は、人差し指の面積を10分間日光に当てるだけで十分**だといいます。

私はいつも傘をかばんのなかに入れています。もちろん雨のときにさすためのものですが**夏場の日差しの強いときには日傘として使います**。「変なおじさん」と呼ばれながらも傘をさして直射日光を避けるようにしています。

**また、SPFと呼ばれている日焼け止めを肌に塗っています。**

最近では、幼稚園や保育園でも子どもを外で遊ばせるときにSPFの入っている化粧品を塗ることを推奨しているくらいです。直射日光というのは、子どもでもじかに浴びることはあまりよくありません。ましてや老化が気になる年になったら、男性でもSPFの入っている日焼け止めをつけて、ゴルフや釣りに出かけてください。

1 スポーツしない

食べない
飲まない
考えない
洗わない
温めない
夜更かししない

# 14 日陰でもサングラスをかける

「最近シミが気になる」という方に申し上げます。

**「シミは紫外線から体を守るための防御反応だ」**

日焼けには2種類あります。

1つは、「サンターン」といって、色素沈着を起こします。いわゆる、日焼けによってできるシミがこれです。

もう1つは、「サンバーン」といって、皮膚が赤くなります。ときには水ぶくれになってしまう、いわゆるやけどです。

色素沈着は、紫外線がそれ以上奥に侵入してこないようにするために皮膚の表面にできるバリアです。

たとえば、カメレオンは周りの色に合わせて色を変えたりしますし、イカは表面に色素細胞をもっていてそれを拡大したり小さくしたりしながら、敵から身を守っています。

私たちの皮膚の表面にも同じような機能があって、紫外線によって皮膚が障害を受けそうになると、その予防のためにメラニン色素という色素を出して紫外線の進入を防ぐのです。

ただ、顔がシミだらけでは老化した印象を人に与えてしまいます。一方で、サンバーンは皮膚細胞の遺伝子を傷つけ、老化や皮膚ガンの原因となります。となると、サンターンもサンバーンもやはりなるべく予防しなければならないでしょう。

やけどは、直接日光を浴びなければ生じません。一方でシミは、明るい光を見ただけでも生じます。

なぜなら、目から明るい光が入ってくると、脳は自分たちが直射日光の障害を受けるのではないかということを恐れて、色素細胞にメラニン色素を出すように指令を出すのです。

**ですから、たとえ日陰にいるときでも周囲が非常に明るいときはサングラスをかけるべきでしょう。**

15

# 靴のかかとのすり減りに気をつける

**歩くときには、靴のかかとのすり減りに注意します。**靴のかかとは、多くの場合、外側がすり減りますが、そのためにいつも足の裏が外側に傾くと、その分だけひざに負担がかかって０脚になってしまいます。

このまま歩き続けるとひざの軟骨を痛めて、関節に水がたまったり、歩けなくなったりします。靴のかかとがすり減ったらすぐに修復し、０脚やＸ脚の人は専用の中敷きを使いましょう。

また、ヒールの靴はだめです。通勤のときはスニーカーまたはウオーキングシューズにして、職場に行ったら革靴やハイヒールに履き替えるというようにしてください。

サンダルは確かに歩くのには楽ですが、おじさんの象徴のようなアイテムなので、「若く見える」ためには、ぜひやめていただきたいと思います。

# 第2章

# 食べない

## 南雲流・食事のすすめ

# 16

# 「腹6分目」を目指す

若く美しくありたい、というのは人々の永遠の願いです。そこでズバリ申し上げましょう。

**「あなたは食べすぎです」**

一昔前までは、体力をつけるためには「栄養」と「休養」が必要だといわれていました。わずかな食事で過酷な労働を強いられていた時代の考え方です。

しかし、近年衝撃的な報告がありました。

あらゆる動物で食事の量を変化させて飼育したところ、4割減らしたときに1・5倍長生きすることがわかったのです。

さらに、食事を制限したサルと、満腹になるまで食べさせたサルとを比較してみたら、制限したサルのほうが、毛並みがつやつやして、顔つきも若々しかったという研究結果が出たのです。

この若返り効果を発揮しているのが長寿遺伝子とも呼ばれている**「サーチュイン遺伝子」**です。

人類の17万年の歴史というのは飢えとの戦いでした。

その間に、飢餓に弱い人類は皆、滅んでいったのです。そして、空腹のときにこそ生命力を発揮できる人類だけが残りました。

私達もその子孫です。したがって、**空腹の状態になると、サーチュイン遺伝子が発現して、体中の細胞の傷ついている遺伝子を修復してくれるのです。その結果長寿と若返りが可能になるのです。**

「腹8分目」と昔はいったものですが、今は「腹6分目」といったほうがぴったりくると思います。

# 17 メタボリックシンドロームには命の危険がある

1998年にWHO（世界保健機構）が「メタボリックシンドローム」の概念を発表してから、日本でも「メタボ」の略称で親しまれ、「私メタボになっちゃった」と気軽に使われています。

しかし、それまでは「死の四重奏」という恐ろしい名前で呼ばれていました。メタボリックシンドロームの名称を知っていても、その診断基準までを言える人は少ないのではないでしょうか。そこでこう覚えてください「三高＋男性型肥満」。三高と呼ばれても、「高身長・高学歴・高収入」ではありませんから喜ばないでください。「高脂血症・高血糖・高血圧」のことです。この三高のうち2つ以上があって、さらに内臓脂肪型の肥満があればメタボです。

そもそも内臓脂肪というのは、発熱物質で、冬眠中の動物を飢えや寒さから守るために発達しました。

燃焼するときにススを出します。そのススが「サイトカイン」という物質です。サイトカインは、もともと外敵から身を守るために血液中にただよっている攻撃物質です。

内臓脂肪が過剰に燃焼すると、サイトカインによって血管の内皮細胞が傷つき、血管の内側にかさぶたができます。これが「動脈硬化」です。

動脈硬化が起こると、血管が破れたり詰まったりしやすくなります。脳の血管でそれが起こるのが「脳卒中」、心臓の血管で起こるのが「心筋梗塞」です。

私も38歳のときには77キロと完全にメタボ状態であり、不整脈などの症状が出ていました。しかし、62キロになった今は、56歳でもまったくこのような症状はありません。

**メタボリックシンドロームの人が、365日ずっと内臓脂肪を燃やし続けているということになると、血管は相当傷付いているのです。**

# 18

# 女性も閉経後はダイエットする

さて、メタボリックシンドロームの診断基準の一つに、男性型の肥満というものがありました。具体的には、「ウエストが太いこと」。男性なら85㎝以上、女性なら90㎝以上をメタボとしています。

でも、ちょっと待ってください。女性の方が小柄なのに、男性よりもウエストが太くてよいのはなぜでしょうか。そもそも内臓脂肪型肥満を男性型と呼ぶこと自体が、男女差別にも聞こえます。

でも、これには理由があります。内臓脂肪は発熱物質で飢えと寒さのときに燃焼して体温を上げます。だから動物のオスは冬眠に備えるために内臓脂肪を蓄えるのです。

ところが冬眠するときのメスは、おなかに別の発熱物質を持っています。それは「赤ちゃん」。赤ちゃんは一人で放り出されたら、餓死か凍死してしまいます。

それを防ぐために、内臓脂肪をたっぷりもっているのです。

メスはおなかに赤ちゃんがいるため、内臓脂肪を蓄える必要がありません。また、おなかに赤ちゃんを収めなければならないので、皮下脂肪型になったのです。妊娠しなかったら冬を越せないのでは、と思うでしょう。その通りです。しかし、その心配はありません。動物は「性交後排卵」という機能があって、冬眠前に交尾をすれば必ず妊娠できるのです。

さて、そろそろ人間に話を戻しましょう。

妊娠可能な閉経前の女性にメタボはほとんどいません。どんなに太っていたとしても内臓脂肪が少ないからです。

しかし、安心してはいけません。閉経したとたんにメタボまっしぐらになるからです。太っている方は、閉経後はダイエットをしましょう。

# 19

# おいしいものを食べようと思わない

メタボリックシンドロームにならないためには、どういうことに気をつければよいでしょうか。そこで、メタボの診断基準を南雲流に解説しましょう。

**・ウエストが太い＝食べすぎ**
**・高血圧＝塩のとりすぎ**
**・高血糖＝砂糖のとりすぎ**
**・高脂血症＝脂のとりすぎ**

どうして現代人は「しょっぱいもの」「甘いもの」「脂っこいもの」をとりすぎるのでしょう。それは脳が「おいしい」と感じるからです。

なぜおいしく感じるのでしょうか。

人類の17万年の歴史のなかで、これら3つを十分にとることは、ほとんどなかったからです。しかし、こういうものはたまに食べるからよいのです。毎日のように食べると体が持ちこたえられなくなって、病気になるのです。

まずは「しょっぱいもの」について。

確かに塩分も体にとって必要なものですが、厚生労働省によると、1人あたりの塩分の1日の必要量は1・5g。それに対して現代の日本人は、1日平均15gくらいとっているといわれています。

塩分をとりすぎると血圧が上がっていきます。血圧が上がっていくと、血管の内皮細胞が傷つき、動脈硬化が起こります。動脈硬化によって血管の内腔が狭くなると、ますます血圧を上げなければ血流を維持できなくなり、さらに血圧が上がって内皮細胞が傷つくという負のスパイラルに陥ってしまいます。

少し考えてほしいのですが、肉食動物がうさぎを食べるときに塩をかけたりするでしょうか。または草食動物が草を食べるときにドレッシングをかけたりするでしょうか。**塩分というのは食材に含まれている量だけで必要量がとれるものなのです。**ですから、食事の味は薄めにすることを心がけましょう。

## 20

# 素材が良ければ味付けは最小限に

次は、「甘いもの」について。

甘いもの、すなわち糖をとりすぎると高血糖が起こります。糖というのは必要な栄養素ではありますが、実はでんぷんや野菜からでも十分に体に取り入れることができます。それをケーキやチョコレートのような甘いものから直接的に糖のかたちで取り入れるということになれば、血糖値が急上昇し、インスリンが働いて、内臓脂肪がつきやすくなってしまいます。さらに血糖値が高いと、「糖毒性」といって、血管の内皮細胞が傷つけられ、動脈硬化を起こす原因となります。糖分は、白米よりは玄米、スイーツよりは果物や野菜というように間接的に取り入れていくほうがよいでしょう。

最後に「脂っこいもの」について。

そもそも脂というのはコレステロールからできています。コレステロールはわれわれの細胞の細胞膜や性ホルモンの原料になるものなので、それ自身は必要不可欠なものです。けれどもこれも糖同様、食事としてとらなくても、体のなかででんぷんやたんぱく質などから合成されるものなのです。にもかかわらず食事で脂をとると、体のなかのコレステロールが過剰になってしまいます。この状態が高脂血症です。過剰になったコレステロールは血管に沈着して動脈硬化を起こします。

非日常のものを体験すると、脳というのは非常にびっくりします。そしてそれが食べ物の場合には、それをおいしいというふうに錯覚してしまいます。

トマト半個分ほどのスライスに対して、皿の上にあふれんばかりのドレッシング、つまり油と塩と香辛料がかかっているような料理、これをおいしいと勘違いしてしまうのです。けれど、本当においしいものというのは、調味料のおいしさでなく、素材においしさがあるということを知ってほしいと思います。畑でつみたてのトマトを食べるとき、ドレッシングは必要ありませんよね。**本当に素材がおいしければ、味つけなど必要ないのです。**

21

# 脂は魚の脂をとる

魚の皮の下に含まれている不飽和脂肪酸は、「ＥＰＡ」とか「ＤＨＡ」とも呼ばれ、若返り物質として、サプリメントでもよく見かけます。どうして魚の脂は良くて、動物の肉は悪いのでしょう。

動物脂肪は、室温に置くと、ラードのように固まりますよね。これは牛や豚が恒温動物で体温がいつも一定に保たれているからです。ということは、その脂肪を私たちが食べると、血管のなかで固まるので動脈硬化の原因になるのです。

しかし、魚は変温動物で周囲の温度に合わせて体温が変動します。その脂肪は「不飽和脂肪酸」と呼ばれ、冷たい水の中でも固まらないのです。ということは、そのような魚の不飽和脂肪酸を体に取り入れても、血管のなかで固まることはありません。

さらにそれだけでなく、動脈硬化が起こりかけていた血管から悪玉コレステロールを取り去ってくれて、固まりにくい脂肪に置き換えてくれるという「血管の若返り効果」まであるのです。

ただし、不飽和脂肪酸にも欠点があります。熱を加えると酸化しやすいのです。酸化した脂肪を食べると老化の原因になりますので、以下の注意が必要です。

**・いつも新鮮な魚を買う**
**・まとめ買いをして冷凍庫保存をしたりせず、新鮮なうちに食べる**
**・熱を通したらすぐ食べる**
**・EPAやDHAは皮の下の脂肪に含まれているので皮を残さず食べる**

EPAやDHAはサプリメントでも売っていますが、サプリメントは「部分栄養」ですのでおすすめしません。小魚をまるごと食べてはじめて完全栄養になるのです。

# 22

# 肉を食べない

私は肉は食べません。というと、「肉を食べないと栄養バランスが偏るのでは」「力が出ないのでは」と心配する人がいます。

そこでズバリ申し上げます。

**「日本人は過去１３８０年間も肉を食べずにこのすばらしい文化を築いてきたのです」**

西暦５００年代に仏教が伝来してから、日本人は殺生を嫌って、肉を食べませんでした。その習慣は明治維新まで続きました。

人間だけではありません。肉食動物である犬や猫まで「味噌汁かけごはん」を食べてきました。

「よくそれで生きてこられたなあ」と感心する人もいますが、よく考えてみれば当然のことです。

味噌は畑の肉と呼ばれる大豆から作ります。他にも大豆製品である、豆腐や納豆、枝豆などを豊富に食べてきたのです。

大豆に含まれるポリフェノールは「イソフラボン」と呼ばれ、若返り効果のある女性ホルモンの作用があります。

イソフラボンはサプリメントとして売られていますが、肉を食べてサプリメントをとると、女性ホルモン作用が強まり、乳がんになりやすくなります。

逆に、肉の代わりに大豆をとれば、乳がんや動脈効果を防ぐ若返り効果があるのです。

実際に、**肉や乳製品を5倍とっている欧米では性ホルモンでかかりやすくなる前立腺がんや閉経後の乳がんが5倍も多いのです。**

育ち盛りの子どもや栄養失調の病人は肉を食べてもよいでしょうが、メタボやがんを心配する男性や閉経後の女性は肉を控えたほうがよいでしょう。

スポーツしない

2 食べない

飲まない

考えない

洗わない

温めない

夜更かししない

# 23

# 日本人にはバターは合わない

脂のとりすぎは、動脈硬化を起こすだけでなく、胃にも負担がかかります。

特に日本人の場合はそうで、日本人にはもともとバターやウォッシュタイプのチーズのような脂っこいものは体には合いません。**おそらく欧米人よりも消化吸収の機能が劣っているのでしょう。**そのうえ、高齢者やピロリ菌による慢性胃炎を持っている方は、胃の粘膜が萎縮しているので、脂っこいもので胸やけを起こしやすいのです。

私は以前は大阪に出張するたびに、ホテルの高級フレンチで食事をするのを楽しみにしていました。フランス人のシェフを呼んで、自分が肉を食べないこと、ダイエットを心がけていることを告げて、特別メニューを作ってもらうのです。おいしい食事においしいワインと、その日は満足して床につくのですが、次の日は必ず胃もたれを起こして具合が悪くなります。

最初は理由がわかりませんでした、最高の食材を最高の調理法で食べているのになぜ具合が悪くなるのか。やがてその理由がわかりました。バターがたっぷりと使われていたのです。このバターが私の胃に負担をかけていたのです。

一方で、バターよりも健康によいという理由でマーガリンを愛用されている方もいると思います。

たしかにマーガリンの原料の植物油は、先に説明した魚のように「不飽和脂肪酸」ですので動脈硬化の予防になり、ビタミンEやポリフェノールなどの抗酸化作用もあります。

ところが、植物油に水素を添加して固めたマーガリンは室温で固まる「トランス脂肪酸」ですので、血管のなかで固まりやすいのです。

WHOも2003年に「トランス脂肪酸を多量に摂取すると悪玉コレステロールを増加させ心臓疾患のリスクを高める」として使用を規制するように勧告しているくらいですので、使わないようにしましょう。

私はパンにはオリーブオイルとバルサミコをバターの代わりに使っています。

# 24
# スイーツを食べるなら最高級のものを食べる

知り合いの中国系アメリカ人が、こんなことを言っていたことがあります。

「アメリカ人として生まれてよかったよ。日本には食事のあとのデザートってものがないだろ。アメリカにはデザートが必ず出てくる」

そういう彼は、昼食はたいていビュッフェスタイル。皿いっぱいに料理を盛ってきてそれをたいらげたあとに、今度は皿いっぱいにアイスクリームを盛ってきて食べていました。

太鼓腹を満足げになでていた彼ですが、若くして亡くなってしまいました。

脳のエネルギー源は糖分です。だから甘いものが入ったときはすごく多幸感を感じるのです。しかし、こういった多幸感を感じるものというものは、ある意味では麻薬と一緒。それを年がら年中食べているということは、甘いもの中毒になっているということです。

さらに糖には「糖毒性」があります。血中で糖とたんぱくが一緒になると内皮細胞の受容体に結合して、内皮細胞を破壊するのです。「ああ、おいしい」と**スイーツを食べているその瞬間、あなたは確実に老化しています。**

前述したように、糖というのは、でんぷんなどからとることができますから、あえてスイーツを食べる必要というのはありません。甘いものを食べたくなったら、果物（皮ごと）や干し芋を食べてください。

しかし、なかにはどうしても甘いものをやめられないという人もいると思います。**そういう場合は、最高のパティシエのつくったものや、老舗の和菓子屋のつくったものしか食べないようにしてください。**

友人や家族と、月に1回くらいは最高級の洋菓子を食べる日をつくって、甘いものへの欲求を満足したら、次に食べるのは1ヶ月後です。

好きなものは絶対に妥協しないようにすれば、コンビニの袋菓子などに手を出さないと思います。

# 25 はじめてのお店ではシェフや板前に挨拶する

食べるときには、それを食べた結果どういう体型、どういう肌つやになるのかということを、ちゃんと調べてから食べてほしいと思います。

たとえば今まで食べたことのないような食べ物を食べるときには、まず人が食べて具合が悪くならなかったことを確認してから食べましょう（これは冗談です）。

**はじめて行ったお店の料理を食べて自分が健康になるかどうかは、シェフや板前に挨拶し、肌つやや体型をチェックするのがいちばんよい方法です。**

私は友人の外科医に頼まれて、ときどき岡山まで手術に行きます。手術が終わったあと、地元でも有名なレストランに連れて行ってもらったのですが、そこのシェフと挨拶をした途端、食欲を無くしてしまいました。

そのシェフが非常に太っていたので、このお店で食事をすると私もそのような体型になってしまうのではないかと心配になったのです。

先ほどお話しした、大阪のホテルのフレンチのシェフもそうでした。そのフランス人のシェフは30代前半だったのですが、ぱっと見てみると、その当時40代半ばだった私よりも、はるかに年上に見えて、しかも非常に太っていたのです。きっと彼らは早死にでしょう。

レストランの一件以来、その岡山の友人は、奥さんの手料理をごちそうしてくれるようになりました。地元でこだわりの野菜作りをしている方からわけてもらった素材と奥さんのもてなしの心。日頃の疲れがいっきにとれて、胃腸が癒されます。今ではその手料理が楽しみで手術をしにいくほどです。

皆さんごちそうというと、レストランや旅館の豪華な料理を思い浮かべるでしょうが、そんなものを毎日食べていたら必ず体を壊しますよ。

私にとって最高のごちそうは、家族や友人の奥さんがつくってくれたシンプルな手料理です。

# 26 病気が治るかどうかは医者を見ればわかる

病院にいったときにも、まず医者を見てください。

たとえば、ハゲを治しに外来に行ったときに、その医者の頭がハゲていたら、まずハゲは治りません。また、禁煙の外来にいったときに、その医者がたばこを吸っていたら、禁煙はできないでしょう。

なぜなら、自分自身ができていないことを、他人である患者さんに実行させることはできないからです。

**同じように、ダイエットをしたいと思って病院にいって、医者が太っていたらダイエットは成功しないということです。**

だから、医者の体型を見るということもすごく大切なことです。

私は美容外科や形成外科の学会に行ったとき、おえらい先生方の洋服のセンスが悪かったら、こんな先生達に手術される患者さんはかわいそうだな、と思います。**美的センスが悪い医者に、美的な手術はできない**からです。

ちなみに、私自身は乳房専門のクリニックを開業していることもあって「美しさ」「若々しさ」にはこだわっています。それは何よりも、人の信頼を勝ち得るためには、まず姿、形からだと思うからです。

また、スポーツクラブなどに入ったりするときには、そこの古参の会員の人の体型を見てみてください。多くの場合、たとえば1日体験入会というのがありますので、確認はできるはずです。

たとえばサウナルームで見た人たちが、みんなよぼよぼとした老人たちで、体中にしみがあって、肌つやが悪くて、下腹が出ていたら、そのスポーツクラブに通うことで自分も同じ体型になると考えたほうがよいと思います。

通い続けたときの完成形は、レストランだったらシェフや板前、病院だったら医者、スポーツクラブなら古参の会員たちの体型に表現されている、そういうふうに考えるべきです。

## 27
# 簡単に痩せられる南雲流「一汁一菜」の方法

それでは簡単に痩せる方法をお教えしましょう。

**そのコツは、ズバリ「食べないこと」です。**

あ、いま大半の人が引きましたね。ちょっと待ってください。本当に簡単な方法があるのです。

カロリー制限には一般的に「カロリー計算」が行なわれています。これは換算表を見ながら、今食べている食事のカロリーを計算するのですが、「これが面倒くさい！」。私は三日で挫折してしまいました。

そこで、もっと簡単にできる、南雲流「一汁一菜」の方法をあみ出しました。

この方法は、**食事に使う食器の大きさと数を制限することで食事量を減らすのです。**

たとえば、今までの6割に減らしたいのなら、今まで使っていた食器の6割の大きさの食器に変えればよいのです。

具体的には、次のものを用意してください。
**・子ども用のごはん茶碗**
**・子ども用の味噌汁茶椀**
**・おかず用の皿はコーヒーカップの下に敷くソーサー**
そして、朝も、昼も、夜も、その食器のみを使って食べるようにします。

昼に職場でお弁当を食べるのであれば、お弁当をおわんとお皿の上に載せなおして、食べましょう。

おかわりや間食はもちろん禁止ですが、**おわんとお皿に収まるものであれば何を食べてもよく、内容の制限はありません**（79ページ参照）。

この方法で、私の周りの人たちはみんな体重を落としています。

# 28 何を食べてもよい「一日一食」を実践する

「一汁一菜」は、食事の量を調整して食べる方法ですが、なかには忙しくて、毎食きちんとした食事を用意して食べるのが難しい人もいると思います。

もしかしたら、面倒くさいといって、菓子パン一つですませてしまう人や、フルーツ一個ですませてしまう人もいるでしょう。

そういう人におすすめなのが、**「一日一食」**。この方法は、とても単純で、**食事の回数を減らす**、という方法です。

「一日一食」というと、よく「腹が減っては戦ができぬ」という人がいますが、それはことわざの意味をはき違えています。本当の意味は「戦場に出たら二日も三日も食事ができないので、今のうちに十分食事をとって脂肪を蓄えておきなさい」ということです。

私達は食事からエネルギーをもらうわけですが、腸管の中の食べ物が燃焼するのではありません。消化・吸収したあと、いったん脂肪として蓄えられて必要な分だけ小出しに使っているのです。

車に乗っているとき10㎞ごとに給油する人はいません。一度満タンにしたら、ガス欠寸前で給油します。人間の体も、一回の食事で脂肪を蓄えたら翌日はその脂肪を少しずつ燃焼して活動し、おなかがグーッと鳴ったらまた食べればいいのです。

夕食時にその日はじめての食事を胃のなかに入れるときには、何を食べてもよいし、お酒を飲みたければ飲んでかまいません。量の制限もありません。食べたいだけ、食べていただいて結構です。

ただし、ようやく食べることができる大切な食事ですから、あまりいい加減なものは食べたくないでしょう。

たとえば、甘いお菓子や、コンビニの弁当で片づけてしまおうと思うことはなく、せっかく食べるのですからやっぱりよいものを食べたくなるはずです。

したがって、「完全栄養」のものがおすすめです。「完全栄養」については84ページで詳しく説明します。

## 29

# 食欲が出ないときには朝食は抜いてよい

食事をいつとるかは、自分自身の体と相談すればよいと思います。

蛇だってライオンだっておなかがすいてなければ目の前に獲物がいても食べません。えさをとるということ自体がたいへんな作業だからです。

したがって、食べたあとは、ごろごろしたりして過ごして、内蔵脂肪をたっぷり蓄えています。そしてその内臓脂肪を使い果たすまで、食べないのです。

私たちは、一日三食の食生活が身についているため、前の日たくさん食べたり飲んだりして食欲が出てこない朝にも、「朝食を抜くと不健康になる」と思って無理して朝食を食べる人が多いのですが、**胃が荒れているときに無理して食べることの方が胃に負担をかけることも覚えておいてください。**

胃潰瘍《いかいよう》になると入院して「絶食」をさせられます。

点滴で水分を補っているうちに、だいたい1週間もしないうちに胃の痛みが薄れて、体が元通りになります。

このときあなたは、医者が、または医者の出した薬が体内を治したと感謝するでしょう。これは大間違いです。

病院はただ単にあなたを不摂生から隔離しただけなのです。入院していれば、酒も飲めないし、たばこも吸えない、夜更かしもできない、豪華な食事もできない。その間に体が自分自身の傷付いた部分を修復しようと細胞分裂をして、傷口をふさいでいるだけなのです。ですから、胃潰瘍は病院に入院しなくても、お寺にこもっても、刑務所に入っても治るのです。

**胃がもたれているようなときには、何も食べずに胃を安静に保つこと、つまり絶食することがいちばんの治療です。**

# 30 お昼を食べて眠くなるくらいなら昼食は抜いてよい

皆さんは朝と同様に、お昼になれば、昼食を食べるものだと思っています。朝食を食べてまだ2～3時間ほどしかたっていないのに、昼休みになったからといって、同僚と昼食を食べる。そのために午後の大切な会議の最中とか、接客の最中に睡魔が襲ってくる。その眠気をとるために、たばこをたくさん吸ったり、濃いコーヒーを何杯も飲む。これでは急速に老化します。

私も一日一食を実践する前は、昼食後、猛烈に眠くなっていました。それも手術や診察の最中に眠気を抑えるのは地獄の苦しみでした。その苦しみからのがれるために昼食を取らなくなったのです。

**昼食を食べることで、眠くて業務に支障を来すようであれば、お昼を抜いてかまいません。**お昼の時間は音楽を聴いたりとか、本を読んだりして過ごすか、眠くならない程度に果物やクッキーを食べればよいでしょう。

## 「南雲流・一汁一菜」の方法（72ページ参照）

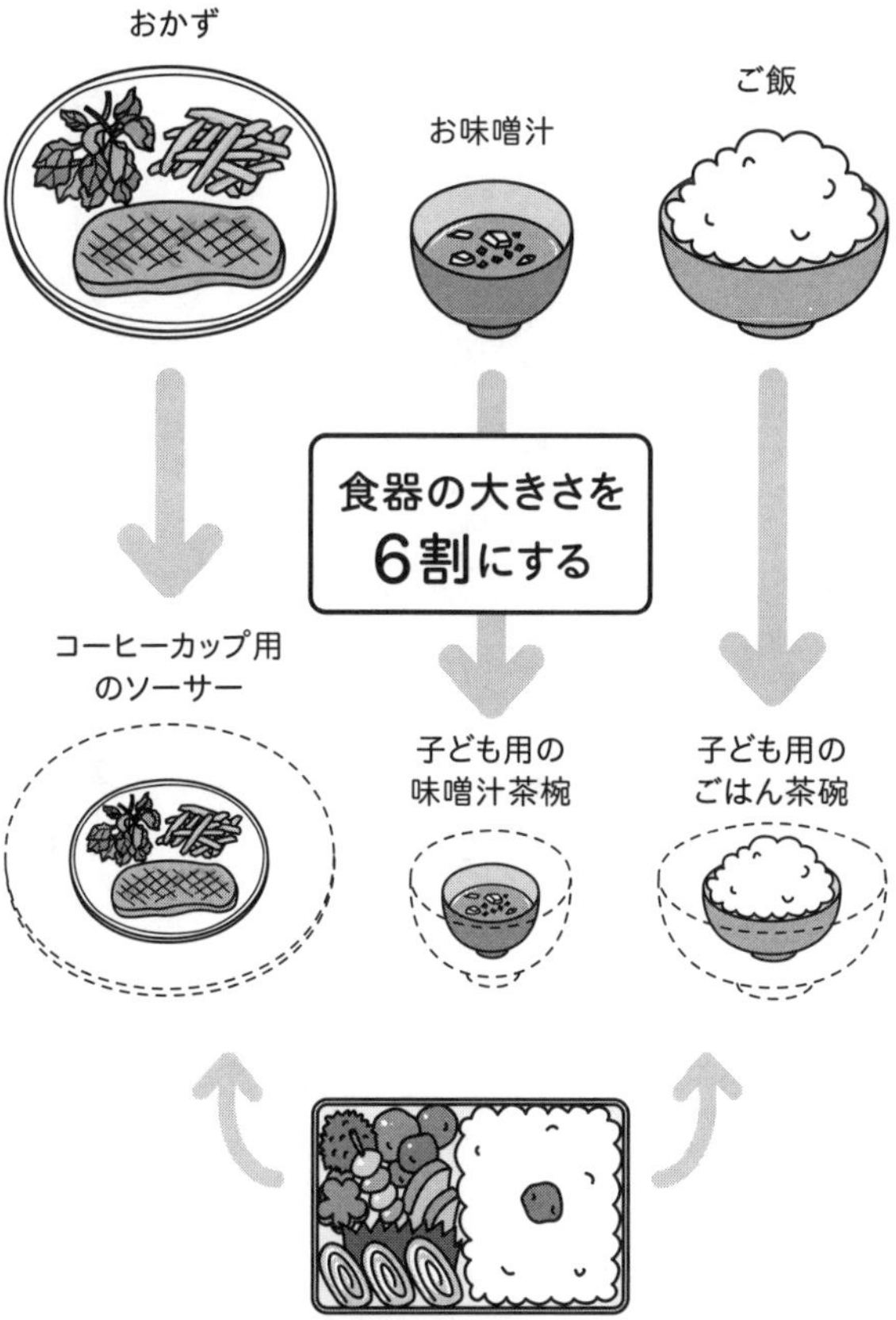


お弁当もお皿と茶碗に移して食べる

# 31

# おなかが「グーッ」と鳴っているときは若返りタイム

1日1食の生活をしようとして、朝食も昼食も抜くと、夕方ごろにおなかが「グーッ」と鳴ってきます。**実は、このおなかが「グーッ」と鳴っているときこそが、体のなかで若返りが起こっているときです。**

小腸に食べ物が流れてこないと、「モチリン」というホルモンが出て、胃のほうにぜん動を起こして、胃のなかに残っている食事を小腸のほうに流し込むように指示を出します。胃のなかに食べ物があれば、モチリンの作用でそれが送られてくるのですが、胃のなかがからっぽであれば、いくら指示がきてもぐーっと鳴るだけで食事は流れてきません。

すると次には何が起こるのかというと、「グレリン」というホルモンが出てきます。グレリンの語源はgrow、すなわち成長です。つまり、グレリンによって脳から成長ホルモンが出て、内臓脂肪を燃焼させて栄養源とするのです。この成長ホルモンに、若返りの作用があります。

また、ごはんが流れてくると、「レプチン」というたんぱく質が出て、「今日はこれくらいでよい」と、食欲を抑制します。食べ物がどんどん流れてくるということになれば、働きがいがなくなって、レプチンは作用しなくなってしまうのですが、**常に空腹状態にある人というのはレプチンが活性化していて、少し食べると満腹が得られるという体質になっていきます**。いわゆる「武士は食わねど高楊枝」状態にしてくれるのです。これも「1日1食」のメリットです。

真打ちは前述したサーチュイン遺伝子です。空腹となると、体内の細胞の遺伝子を調べて、傷ついた箇所を修復して若返らせてくれます。

ですから、夕方になっておなかが「グーッ」と鳴っても、あわてて食べる必要はありません。「グーッ」と鳴っている間に若返りホルモンが出たり、若返り遺伝子が出たりしているので、「あー、今まさに若返っている」とイメージして、その状態を楽しんでください。

# 32 食べすぎたら絶食して調整する

旅行は非日常を楽しむ行為です。旅館で朝晩ごちそうを食べ、昼から酒を飲み温泉に入り、日がなゴロゴロと過ごす。こんな不摂生を一週間続けたら、体はどうなるでしょう。そうですボロボロになります。

私も先日、学会で中国に5日間行ったときは、現地で朝昼晩と三食ごちそう責めにあい、帰ってきたときには、旅行前よりも3kgも太っていました。

東京に帰ってからは体がだるく、ウエスト回りには脂肪がたっぷりついていました。胃ももたれていたので、体が食べ物をほしいというまでは、食べるのをやめました。おなかが「グーッ」と鳴らなければ食べないと決めたのです。

その日は、夕食は何も食べずに寝ました。

次の日の朝も胃もたれが続いていたので食べず、昼も食べず、夜になっても食欲がわいてこないのでフルーツを少しだけ食べました。

翌日の朝になっても食欲が出ないので食べず、昼も食べず、その晩も食べませんでした。

3日目の朝になってようやくおなかがグーッと鳴ったので、帰宅後はじめて食事をとりました。

これは私にとっても初めての体験でしたが、結局、3日間の絶食で、消化管の粘膜がリニューアルされて、体重を計ってみたらきちんと元の体重まで戻っていました。

**食べれば健康になれるというのは、栄養失調の場合だけです。飽食の人は、食べることによって体を壊します。**

そんなときは自分の体と対話してください。体が栄養を必要としていたなら、おなかをグーッと鳴らしますので、そのときはきちんと食べる。逆に、おなかが鳴らずに胃がもたれているときには、「食べない」という選択肢もあるのです。

# 33

# 食事の基本はまるごと食べる「完全栄養」

今度は食べるなら何を食べればいいのかをお話ししましょう。

以前、旧厚生省が1日30品目を食べることを推奨していたことがありました。目指していたのは「完全栄養」。あらゆる食品を食べることによって、1つでも栄養素が欠けることがないようにということが考えられていました。

われわれ人間の体は、必要な栄養素がたった1つ欠けてもうまく回らないようにできています。私たちの体を構成しているすべての栄養素が、必要最小限、バランスよく取り入れられたときに、それがはじめて栄養として意味をもちます。

このような考えを**「完全栄養」または「バランス栄養」**といいます。

しかし、毎日30品目をそろえるということは、一人者は不可能ですし、主婦であってもかんべんしてくれと思うでしょう。

けれども30品目を食べなくても、完全栄養をとる方法があります。それが、まるごと頂く**「まるごと食」**です。おすすめは、小魚をまるごと食べること。地球上の動物はすべて海の魚から進化したものですから、私たちの体を構成している栄養素と同じものを同じ比率で有しています。

もちろん、豚や牛、まぐろのような大型の魚でも丸ごと食べれば完全栄養になりますが、それは不可能ですよね。そのため、ヒレ肉やトロの部分だけを食べるのですが、これは「不完全栄養」または「部分栄養」なので、おすすめできません。

部分栄養の最たるものがサプリメントです。「現代人に不足しがちな必須栄養をおぎなう」「一粒でレモン500個分」と言われるとすぐに飛びつきますが、1種類の栄養素を500倍とっても、500倍元気になれるわけがありません。

余分な栄養は尿中に排泄《はいせつ》されるか脂肪に溶け込んで中毒を起こします。まるごと食をとっていれば、サプリメントは全く必要ありません。ちなみに、どのような魚を食べるのがよいかというと、手のなかに入るくらいの小さな魚。わかさぎ、きびなご、いわし、ししゃも、小あじ、イカ、小えびなどです。

34

# 魚の卵は食べない

魚のほかに、身近なところにある完全栄養といえば卵です。卵から1つの命が生まれてくるわけですから、1つの命を構成するのに必要な栄養素はすべてそこに含まれています。

ただし、同じ卵でも魚の卵はとりすぎてはいけません。「痛風」になるからです。痛風はぜいたくなものを食べるからだと昔からいわれていました。しかし、牛肉よりも安いレバーのほうが痛風になりやすいとか、ブランデーよりもビールのほうが痛風になりやすいので、必ずしも「ぜいたく品＝痛風の原因」ではありません。

実は、痛風はぜいたくなものではなく、生物の遺伝子の中に含まれている「プリン体」が原因です。プリン体は体中で尿酸に分解されて、関節の部分で結石を起こすので、足の親指のつけ根の部分や、かかと、足の関節などに、非常に強い痛みを引き起こします。

**プリン体は、特に魚の卵に多く含まれます。**

鶏の卵には1プリン体しか入っていないのですが。いくらには約100プリン体入っているし、数の子だったら約1000プリン体入っています。さらに、たらこや明太子になると約10000プリン体が入っています。

つまり、プリン体の数は卵の数に比例します、すなわち命の数を多く食べれば食べた分だけ、痛風になりやすいということなのです。

あらゆる生物は、ふ化してしまえば敵から襲われたときにいくらでも逃げることができますが、卵の状態では逃げることができません。そのまま卵が食べ尽くされてしまったら、その種は滅びてしまいます。

だから卵の段階でたくさんの命を食べると体をこわすように必ず仕組まれているのです。その1つが「プリン体」なのです。

35

# 野菜も果物も「丸ごと」食べる

魚を丸ごと食べるのが完全栄養なら、**野菜は「菜ごと・皮ごと・根っこごと」、果物は「皮をむかないで」食べれば完全栄養です。**

私も野菜や果物は皮まで食べるようにしています。

りんごでも皮をむいて食べる人がいますが、これは大間違い。昔から**「1日1個のりんごは医者いらず」とか「りんごが赤くなると医者が青くなる」といいます。これもりんごの皮に含まれるポリフェノールのおかげなのです。**

リンゴを皮をむかずに食べるなら、ナシも丸ごと食べられますよね。スモモを皮ごと食べるなら、モモも食べられるはずです。水で洗ってふきんでキュッキュッと拭けば、ツルツルになって皮ごと食べられます。

同様に、キンカンが皮ごと食べられるなら、ミカンも皮をむかずに4つに割って食べればよいのです。

「そんなの無理」と思う方。七味唐辛子に入っている「陳皮」、あれはミカンの皮です。漢方薬の7割には、このミカンの皮が入っているのです。これを捨ててしまうなんてもったいないと思いませんか。思い切って、身と一緒に食べてみてください。病気知らず、老化知らずになることうけ合いです。

皮をむいて食べるのであれば、それはでんぷんと糖しかとっていないということですから、肥満の原因になるうえに、若返り効果はありません。皮を食べてはじめて若返るのです。

自宅で野菜ジュースや果物ジュースをつくって飲んでいる人もいるでしょう。このとき、もしジューサーを使って、ジュースをつくっているのなら、失格です。**なぜならジューサーというのは、繊維質の部分をはねのけてしまうので皮もはねのけられてしまいます。これでは皮をむいて食べているのと同じです。**

野菜ジュースや果物ジュースをつくるのであれば、ジューサーではなくて、皮ごとジュースにすることができるミキサーを使うのがよいでしょう。

# 36

# 野菜や果物の皮には病気を防ぐ効果がある

以前、『抗がんサプリメントの効果と副作用徹底検証！』（三省堂）を出版しました。２年半くらいの期間をかけて、世界中のありとあらゆるサプリメントに関する文献をレビューして、がんに対する有効性を確認したのですが、その結果わかったのは「がんに効くサプリメントは何ひとつない」ということでした。

これは私にとって非常にショックなことでした。私は、抗がん剤を使うよりは、サプリメントを使ったほうが、患者さんの体に対して優しい治療になるのではないかと期待していたのです。

しかし、唯一、抗がん効果があるとの結果が出たものがありました。

それが、**野菜や果物の皮**だったのです。

野菜や果物の皮に含まれる成分のなかでも、特に若返り効果が強いの「ポリフェノール」と呼ばれるものです。

フランス人は、ほかの欧米人と同じように肉や乳製品をたくさんとっており、肥満の人も多いにもかかわらず、心臓疾患になる人は非常に少ないのです。

その不思議な現象は「フレンチパラドックス」として報告され、その理由が、フランス人がよく飲む赤ワインに含まれているポリフェノールにあることがわかり、世界中で赤ワインが大ブームになりました。

当時、お酒が飲めないのに無理して赤ワインを飲んでいる人たちが日本でもずいぶん増えたものです。

しかし、実をいえば、ポリフェノールはぶどうの皮のなかに含まれているので、無理して赤ワインを飲まなくとも、ぶどうをそのまま皮ごと食べたり、または干しぶどうなどを食べればそれでよかったわけです。

ぶどうでなくても**あらゆる野菜や果物の皮にはポリフェノールが含まれていますので、ぜひ皮ごと食べてください。**

スポーツしない
2 食べない
飲まない
考えない
洗わない
温めない
夜更かししない

# 37

# 肌を若くしたいなら野菜や果物を皮ごと食べる

**野菜や果物の皮はどうして健康によいのでしょう。**

野菜や果物の皮は外界とのバリアです。具体的には次の3つの役割を果たしています。

まず1つ目。野菜や果物の周りには、細菌やかびがたくさんありますが、皮によって進入を防いでいます。つまり「防菌防虫効果」があるのです。

2つ目には、たとえば鳥につつかれたりして傷がついたとしても、数日後には皮はまたもとどおりになります。これは「創傷治癒効果」があるということです。

3つ目には、たとえばりんごは皮をむくとあっというまに茶色く変色しますが、皮があるおかげで酸化しません。つまり「抗酸化作用」があるのです。

これらの効果をもつ野菜や果物の皮を食べたときの、人間の肌への影響について考えてみましょう。

まず、1つ目の防菌防虫効果。ニキビやワキガのような肌のトラブルは、単に皮脂が増えたということではなくて、アクネ菌やワキガ菌などの菌がつくことによって起こります。防菌防虫効果によって、それらを防ぐことができます。

2つ目の創傷治癒効果は、荒れた肌を治す、という効果があります。

3つ目は抗酸化作用。シワやシミ、たるみといった肌の老化を防いでくれます。老化というのは、活性酸素が働いて体が酸化されるということが原因だからです。この効果によって肌が美しく若返るのです。

## 38

# ゴボウは最強の若返り薬

野菜や果物のなかでも特に強力なポリフェノールを持っているのがゴボウです。ゴボウは細菌やカビがたくさんいる土の中という過酷な環境で育つからです。防菌防虫効果の強いブドウもリンゴも、土の中に入れてしまえば腐ってしまいます。ところがゴボウは、土の中に入れても腐らない。ということは、ブドウよりもリンゴよりもさらに強力な抗菌作用だということです。

この抗菌作用を発揮しているのが、ゴボウの皮に含まれている「サポニン」です。サポニンの「サポ」は、「シャボン」の「シャボ」つまり石ケンと同じ「界面活性作用」があって油を分解するのです。

菌というのは1つの細胞からできていますが、この細胞の表面を包んでいるのが細胞膜で、コレステロールによってつくられています。

サポニンの界面活性作用によって、コレステロールが分解されると、細菌の細胞膜が壊れ、殺菌されるのです。

このサポニンが含まれているゴボウを食事でとると、その作用によって腸管のなかにある脂質も分解・吸収されます。つまり、サポニンにはダイエット効果があるのです。

さらに血液中にサポニンが入れば、血液中の悪玉コレステロールを吸収・排泄してくれて、高脂血症の改善作用もあります。

すると、皮膚の表面にある脂分も減少していきます。それによって、にきびやわきがにもなりにくくなり、また毛穴が黒ずんだり開いたりするということも起こりにくくなり、肌が若返るのです。

私はゴボウを料理に使うほか、ゴボウ茶を飲んで、サポニンを積極的に体内に取り入れるようにしています。

## 南雲流・ゴボウ茶の作り方

材料：ゴボウ2本

1 泥だけ洗い流して、皮つきのままささがきにする

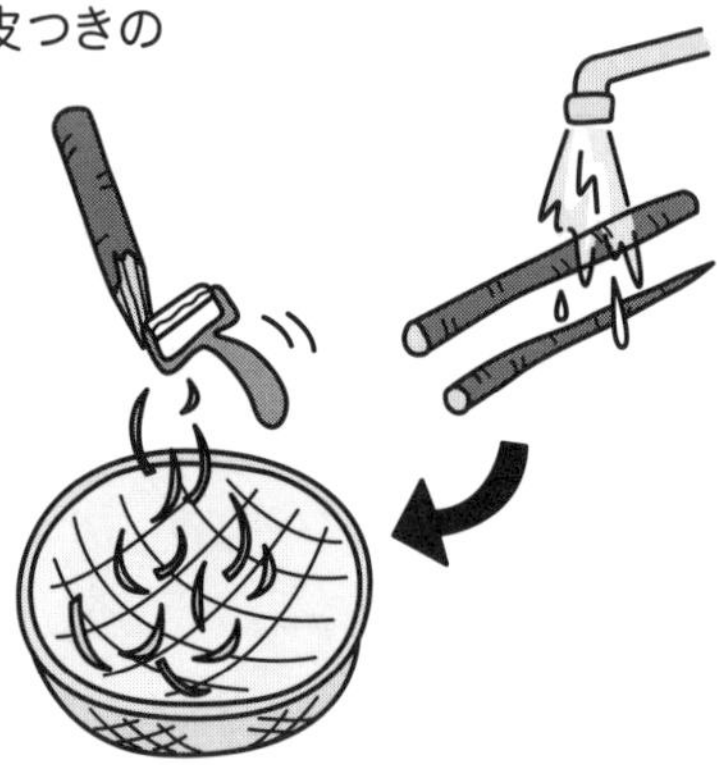

2 水にさらさず天日で半日干す

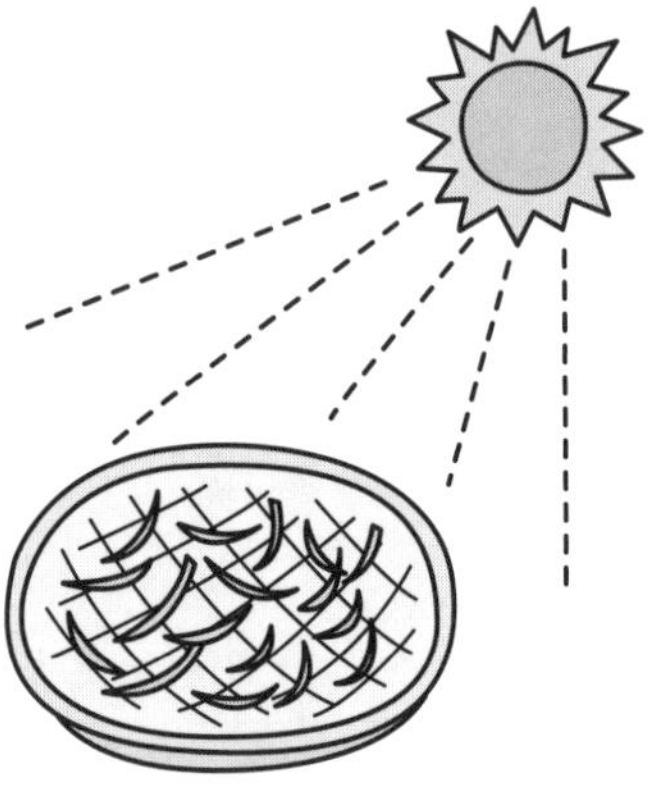

3 フライパンで10分煎る
（煙が出る寸前に止める）

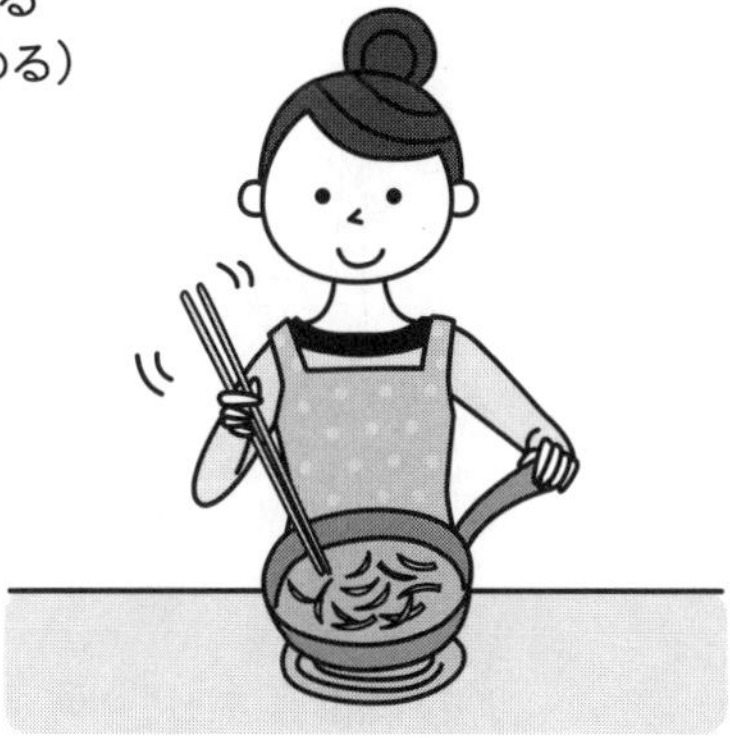

4 急須に入れ、お湯で濾して
飲む（ひとつまみで2人分）

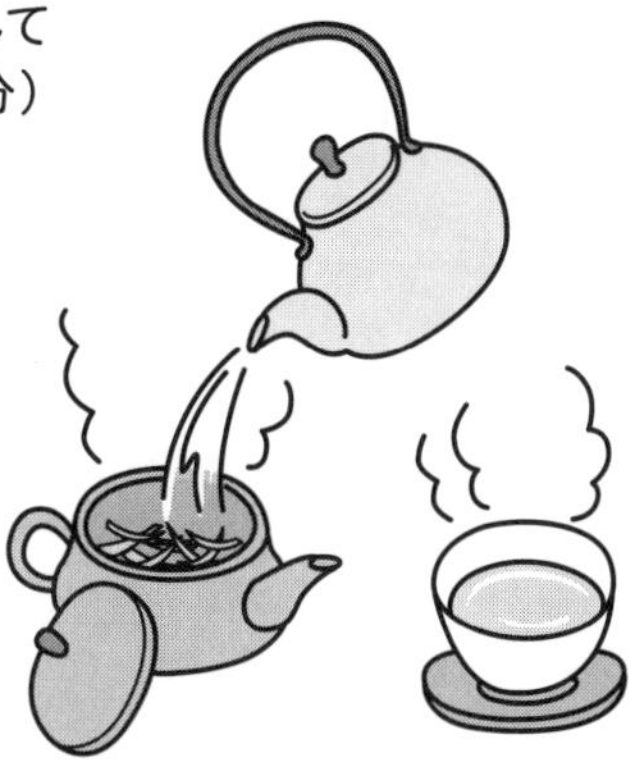

# 39 便秘を解消したいなら野菜を食べる

古代から生物が進化していく過程において、草というのは身の回りに多く存在しました。したがって草食動物はどんどん食べてどんどん排泄しても、餌がなくなることはありませんでした。

ところが、肉食の動物においては、次に餌にありつけるのは何日後かわかりません。そこで食物を消化管内に長く滞留させておいて、いつまでもそこから栄養素を吸収しようとしました。

ですから、草食動物は便になる時間が非常に短いのですが、肉食動物はもともと便秘症です。雑食である人間も肉食が中心になってくると、肉食動物のように便秘になりやすいのです。

それでも男性の場合には、便秘に悩んでいる人はそれほど多くありませんが、女性の場合には、排便を我慢してしまうということがよくあるので、ますます便秘が強くなりがちです。

**便秘を改善するためには、肉食から野菜を中心とした菜食に食生活を変化させることが大切です。**そのなかでも、特にゴボウのように食物繊維が非常に多いものを食べることによって便秘の解消が期待できます。

ゴボウの食物繊維には水に溶けない不溶性のリグニンと、水溶性のイヌリンがあります。ゴボウを毎回食べるのが大変ならば、ゴボウ茶をつくって飲めば（96ページ参照）イヌリンによって便通がよくなります。

イヌリンは、水分をどんどん腸管のなかに吸収していって便をやわらかくします。これによって、腸内の善玉菌が育てられ、消化がよくなってもきます。

それだけではありません。水溶性のイヌリンが血中に入ると、無駄な水分を腎臓に運び、尿として排泄してくれるので、むくみが治るのです。

ですから、**朝1杯のゴボウ茶を飲むということは便秘やむくみの解消につながるでしょう。**

# 40

# 野菜はまとめ買いをしない

新鮮な野菜も若返りメニューに不可欠です。

アスパラガスを日の当たっているところに横向きに置いておくと、先端が光のほうに向かって曲がっていきます。それはまだ成長段階にあるためです。そのため、収穫してから食べるまでの間に栄養価がどんどん失われていきます。

そこで、野菜を買ってきたら、成長にエネルギーを使わせないように保存する工夫が必要です。

まず、**冷暗所**にすること。本来立った状態で生育している野菜の場合には**立てて保存**します。アスパラガスのような芽の野菜は、寝かせておくと上に向かうことにエネルギーを使ってしまい、栄養が著しく消費されるからです。

根菜類、たとえば大根とかにんじんであれば、**成長点をカット**しましょう。成長点とは、葉っぱの生え始めているあたりのことです。買ってきたらすぐここを落として陰干ししておきましょう。干葉といって、みそ汁の具になります。

さらに根本的に解決できる方法としては、**野菜がどんなに安かったとしても、まとめ買いをしないこと**。

栄養価の劣ったものを食べることほどばからしいことはありません。その日1日食べる分だけを購入するようにすればよいのです。

こういうと、「その日1日食べる分だけだと、栄養が偏ってしまうから、いろいろなものをそろえたほうがよいのでは」というふうに心配する人もいます。でも大丈夫です。1日にいろんなものを食べる必要はありません。なぜなら、**その日1日買ってきたものをすべて丸のまま食べるということが大事だからです。**

たとえば、大根を食べるのであれば、実《み》はふろふき大根に、皮はきんぴらに、葉っぱはみそ汁に、というようにし、丸ごといただく。次の日、別の野菜を買ってきて、それをまた丸のままいただくというふうにしたらよいと思います。

野菜を丸ごと食べる丸ごと食は「完全栄養」ですので体が若返ります。

スポーツしない
2 食べない
飲まない
考えない
洗わない
温めない
夜更かししない

# 41

# 生野菜を食べると体をこわす

昔から「生野菜は体を冷やす」といわれています。

そこで、私が以前テレビ番組に出演したときに、生野菜を食べた人たちと温野菜を食べた人たちの体温をサーモグラフィーという機械で測ってみました。ところが、実際にはその2つのグループの間に体温の差は見られませんでした。

ではなぜ、昔から「生野菜は体を冷やす」といわれてきたのでしょう。

そもそも野菜が緑色なのは、保護色だから。昆虫や草食動物から身を守るため見つからないようにしているのです。

また、敵に食べられないために毒をもっています。それが**「蓚酸《しゅうさん》」**で、いわゆる「あく」です。

昔のホウレンソウは、十分にあくをとらずに食べると、渋くて歯の裏側がざらざらしたものですが、これは、ホウレンソウに含まれる蓚酸のせいです。

物をかむたびにすり減ってしまう歯を守るために、唾液のなかにはカルシウムが入っていて、歯の表面をコーティングして修復しています。

生野菜を食べると、蓚酸とカルシウムが蓚酸カルシウムという結晶をつくるので、歯の裏側がざらざらするのです。

蓚酸は、野菜を食べる外敵に消化吸収障害を引き起こさせる毒です。

したがって、蓚酸がたっぷり含まれていた野菜を食べていた昔の人たちは、**「生野菜を食べると蓚酸の影響で腹を壊す」「腹を壊す原因は腹が冷えたから」**と判断して、「生野菜は体を冷やす」という言い伝えができたのです。

昔からの言い伝えを守って野菜は調理してから食べましょう。

# 42 昔ながらの調理法を学べ

魚であれ野菜であれキノコであれ、あらゆる生き物というのは自分が食べられたくないために、毒をもつなどして、捕食者の体に害を与える仕組みになっています。

そのため、捕食者である人類は、毒に侵されぬよう、「調理」という技術を発明しました。

つまり、**調理とは、食べ物をおいしくするということではなくて、食材から毒を消すことなのです。**

戦後、進駐軍（アメリカの占領軍）によってサラダの習慣がもたらされました。それまでの日本古来の野菜は、あくが強かったので虫はつかなかったのですが、生で食べられませんでした。そのため進駐軍はアメリカから品種改良によって、あくを弱くした野菜の種を持って来て、これを日本の農家に栽培させました。

あくが弱い野菜には虫がつきます。そのため農薬をまくように進駐軍は指導しました。

その結果、土を肥やしていたミミズや微生物が死んでしまい、日本の農地は化学肥料をまかなければ野菜が育たなくなったのです。

生の野菜を食べたいからというだけで、土地を汚染して品種改良をしてまで、生き物の毒を消そうとするのは、人間のエゴにすぎません。

皆さんが無農薬・無化学肥料の野菜を食べたいというなら、虫のつかない日本の伝統的な野菜を復活させなければなりません。皆さんはその毒を消すための日本の伝統的な調理法を学んでください。

# 43

# サラダは食べるな、おひたしを食べろ

生野菜の危険性はよく理解していただけたと思いますので、ここでは昔からの野菜の食べ方おひたしについて説明しましょう。

おひたしというと、ぐだぐだになるまで炊いたほうれんそうに、かつおぶしとしょうゆをかけたものを思い浮かべる人がいるのではないでしょうか。

しかし、これはおひたしではありません。**野菜がぐったりなるまで煮てしまえば、野菜のビタミンが壊れ、ミネラルが逃げます。**

では、正しいおひたしの調理法をお教えしましょう。

まず、お湯を沸騰するまで沸かして、そこに塩をひとつかみ入れ、野菜を一瞬そこに入れて水にあげます。そうしたらすぐに手でぎゅっとしぼります。

よくしぼったら白だしの中にひたします。

これで、あくがしっかりとれて、栄養価も壊れず、しかもおいしい、おひたしのできあがりです。

この調理法は非常に合理的です。

野菜のあくである、蓚酸は熱に弱くて水に溶けやすい性質があります。ですから、お湯にくぐらせることで出ていきますし、それが塩分のあるお湯だと浸透圧によってさらに外に出ていきやすくなります。

2つ目のポイントとして、すぐに水のなかにあげることで、ビタミンが壊れることを防ぐことができます。

最後に水をぎゅっとしぼるのもポイント。このとき、緑色の汁が出てきます。緑色なので栄養素が出ていってしまうと勘違いしている人もいますが、あのぬるぬるとしている緑色の水、あれこそが「あく」、つまり蓚酸です。ですからぎゅっとしぼり、蓚酸を出し切ってください。

水を出し切ったら、白だしのなかに放します。すると、しぼんだスポンジが水を吸い上げるのと同じように、野菜のなかにだしが染み渡ります。

昔からの調理法は日本人の知恵の結晶なのです。

# 44 昔ながらの食事が完全栄養のポイント

ここで、完全栄養についてまとめてみましょう。

**・魚は「腹ごと、骨ごと、頭ごと」**
**・野菜は「葉ごと・皮ごと・根っこごと」**
**・穀物は全粒で**

卵もそこから一つの命が生まれるのですから完全栄養です。

ほかにも、赤ちゃんは最初のうちミルクのみで栄養をとりますから、牛乳というのも完全栄養といえます。

育ち盛りの子どもや栄養状態の悪い人には、卵や牛乳を食べさせて下さい。

しかし、卵や乳製品は、コレステロールの量が多いので、太っている人は週に2回までとしてください。

## 完全栄養の食事の例

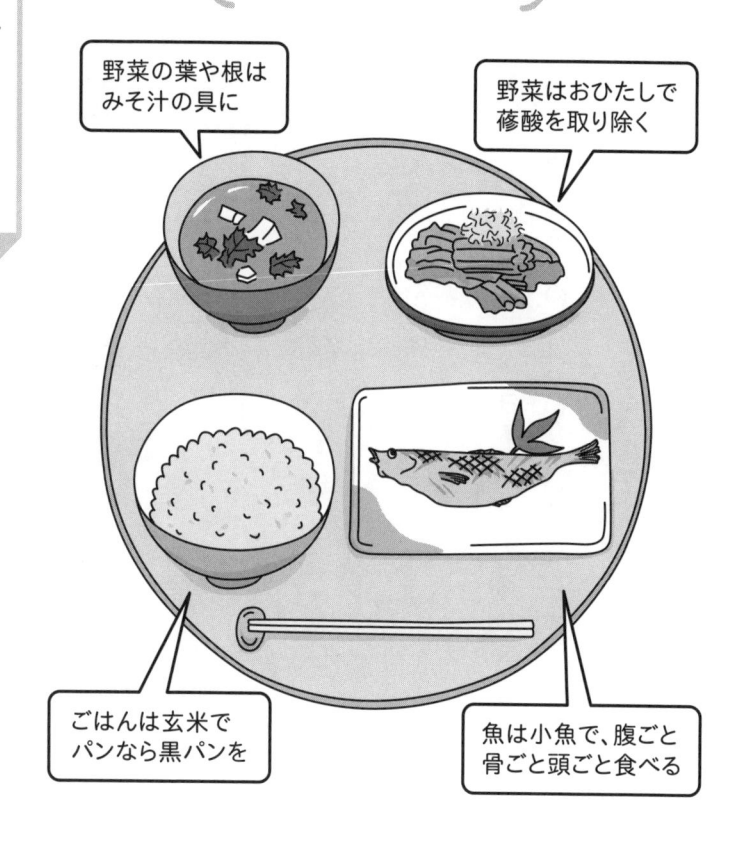

野菜の葉や根は
みそ汁の具に
野菜はおひたしで
蓚酸を取り除く
ごはんは玄米で
パンなら黒パンを
魚は小魚で、腹ごと
骨ごと頭ごと食べる

# 45

# 横文字のものを食べない

現代では海外旅行にも、非常に楽に行けるようになりました。昔は隣の国に行くだけでも、たいへんな苦労がありました。交通手段も治安も悪く、宿泊設備も整っていませんでした。旅というのは相当な危険性を伴っていたのです。

だからほとんどの人が、先祖代々暮らしてきた環境のなかにとどまって生活していたのだと思います。

このことから考えられることは、**日本人、ヨーロッパ人、アフリカ人など、人種によって体の組成が違うのではないかということです。**

土地ごとに土の組成が違えば、当然その土地でわいてくる水のなかに含まれるミネラルの組成は違ってきます。そのため、その土地と水で育った植物のなかに含まれる栄養素の組成もまた違うはずです。

また、川でとれる魚に含まれる栄養素もきっと違うでしょう。ということは、それらを食べている人間の体の組成も違うはずです。

ヨーロッパでよく飲まれている硬水を飲むと、胸やけがしたり気分が悪くなったことはありませんか。それは、やはりミネラルの違いに体が慣れていないからなのでしょう。

**そう考えると、野菜もカタカナのものは食べないほうがよいと思います。**

私自身、カタカナの野菜というのはあまり食べません。たとえばブロッコリー、ズッキーニ、アーティチョークなどはあまり食べません。

ただし、現在カタカナで呼ばれている野菜でも、レタスは「ちしゃな」、キャベツは「たまはくさい」、トマトは「赤なす」と呼ばれており、昔から日本にありました。これらは食べてもOKです。

カタカナの野菜で日本人に不可欠なものはあまりないと思います。

たとえばブロッコリーを食べるのであれば、菜の花を食べたらよいと思います。代わりになるものはいくらでもあります。

# 46 むやみな殺生はしない

食べるときには、命をいただいていることをありがたく感じるべきです。

昔、北海道で、にしんが枯渇するほどとり尽くしてしまったということがありました。当時、小屋で保存できないにしんは道端まであふれていたといいます。それだけとってしまえば海が死んでしまうのは当然のことです。

現在では、にしんはロシアやカナダからの輸入ものがほとんどです。日本人が大好きなマグロについても、現在ではほとんど地中海からの輸入に頼っています。そして地中海からもまぐろがいなくなりそうだということで、マグロ漁に制限がかかっています。

だからといって、あわててマグロを買い占めようというのはあさましいのひと言。**本当においしいものは、ひと口で十分に満足できるのではないでしょうか。**

まぐろの場合も、寿司だと2切れほど食べれば十分なはず。それをたんざくでひとかたまり買う人がいるために、よその国からまぐろを買うことになるのです。

さらに、厚生労働省は、妊婦がクロマグロを食べるのは週に一度までが望ましいと勧告しています。というのは、大型の魚になるにしたがって、体のなかに含まれる水銀の蓄積の濃度が増えてきて、健康被害を及ぼしてしまうからです。

すなわち、マグロは本来、たくさん食べるものではないのです。

植物も同様で、たらの芽とか、ふきのとうにしてみても、命をいただいているという意識がないと、もとが枯れるくらいにつんでしまいがちです。

昔は半分つんで、半分はそこに残すということがマナーとしてわきまえられていたものです。そうしてあげることによって、ほかの芽の部分に栄養をいきわたらせることができて、木にとっても都合がよくなります。

むやみな殺生をしないことで、私たちの体も自然と「腹6分目」を実行することができ、肌も若返ってきます。命をいただいているという気持ちをもって、むやみな殺生をしないよう心がけることが大切です。

第 3 章

# 飲まない

## 南雲流・嗜好品への対処法

# 47

# 休肝日で肝臓は回復しない

「週に2日間休肝日をつくっているから大丈夫」という人がいますが、こういう人は休肝日の間に肝臓が回復すると信じているのでしょう。

そこでズバリ申し上げます。**「休肝日は意味がない」**

確かに、休肝日によって「肝臓の機能」は一時的に回復しますが、「肝臓の傷跡」は実はちっとも回復しません。さらにいえば、休肝日があけたときに反動でいつもより多くアルコールを飲めば、休肝日は逆効果になります。

アルコールは「蓄積毒」です。蓄積毒というのは、たとえ毒消しを使っても、体の中からなくならないものです。したがって、たくさんお酒を飲めば、その分だけ肝臓が傷つきます。

人間の体というのは傷ついた体を急速に回復しようとする働きがあります。

たとえば皮膚にできた傷を修復するとき適度に治ればほとんど傷跡も残らない

のですが、あまりにも急激に修復すると傷が赤くなって盛り上がって硬くなります。これを「ケロイド」といいます。

血流をよくするために赤くなり、そして傷口をふさぐために盛り上がって、丈夫な線維性の結合組織ができて硬くなるのです。

肝臓にも同じことが起きます。お酒を飲みすぎて肝臓が傷つき、肝臓の組織が硬く変化することを「肝硬変」といいます。特に肝炎ウイルスに感染していて慢性の肝炎を起こしている人は、アルコールには注意が必要です。

**人が一生涯に飲むアルコールの極量は、男500kg、女250kgです。**

日本酒の4合瓶1本やワイン1本に含まれるアルコール量はだいたい0・1kgです。ということは、365日ワインを1本飲むと36kgですので、男性の場合、だいたい14年ほどで、極量に達してしまいます。たとえば、20歳でこの量を飲み始めたら、30代の半ばの時点で肝硬変のリスクはかなり高くなります。

若いときにたくさん飲んだ人は、年をとってからはおめでたいお祝いのときだけ飲むようにしましょう。

# 48 安い酒は飲まない

最近居酒屋に行くと、たとえば1500円で飲み放題というように、安い値段で大量に飲めるお店が増えてきています。しかし、店側もそれで利益を上げなければならないのですから、提供されるお酒は決して質のよいものとはいえないでしょう。それをたくさん飲めば、肝臓に対しての毒性はさらに強いと思います。

若いころにたくさん飲んだ人で年をとってからも飲みたいと思うのであれば、せめて安い酒を飲むのは避けましょう。

**それでは、どういうものを飲むのがよいかというと、たとえば日本酒であれば、小料理屋で飲んだときに1合で1000円以上するようなものです。**

だいたいそういうお酒を置いている小料理屋というのは、1合のとっくりも、底に手を当ててみると、指1本入るくらい上げ底にしてあるものです。だから、1合といってもだいたい6勺《しゃく》（0・6合）か7勺くらいしか入っていないと思います。それで、1000円とか1500円とかいう値段がしたら、そんなにたくさん飲む気にはなりません。

ただ、そういうお酒は、甘くてとろみがあって、すごくおいしいということは間違いありません。そういうものは、もう1合飲みたいな、と思って2合飲んだらたいてい満足するものです。さすがにそんな高い酒を酔っ払うまでは飲まないでしょう。

実際、私もお酒は飲みますが、良いお酒をグラス1～2杯程度しか飲みません。

もちろん本当は、お酒を飲まない、というのがいちばんよいです。

でも、甘いものもそうですが、どうしてもお酒がやめられないという人は飲酒を否定すればするほど、飲みたい要求は強くなります。それなら、否定することはやめて、徹底的に肯定をすればよいのです。

肯定して肯定して、最高級のものしか自分は口にしないと決めれば、あまり深酒をせず、少量で夢心地になれるのではないでしょうか。

# 49

# 湯上がりにはビールではなく冷たい水でよい

習慣で飲む酒というのも改めるべきです。

「湯上がりのビール」とよくいいますが、湯上がりに冷たいものを飲むのであれば、ビールではなくて冷たく冷やした水でも同じようにおいしいと思います。

私は、湯上がりには大きいタンブラーのなかに冷やしたミネラルウォーターをなみなみとついで、一気に飲むのを習慣にしています。

それを湯上がりに飲むと、やはりうまいなと感じるのです。そのあとでビールを飲むと、なんて苦くてまずいのだろうと思います。

これは**のどが渇いているときの1杯というのは、ビールでもなくてもよい**という証拠です。

習慣として湯上がりにビールではなく1杯の水を飲むようにすると、お酒の量というのは格段に減ると思います。

同じようにレストランに入ったときも、「とりあえずビール」と注文しないで、まずお水をもらいます。冷えた水を一杯飲むと、その日はお酒抜きでもいいという気分になれるものです。

ビールを1日の楽しみとしている人もいると思いますが、ぜひ一度、水に変えて試してみてください。

# 50 酒のつまみを食べるならレモンをかける

**がんの原因として、酒のつまみが原因になっている場合もあります。**

ハムやチーズの包装の裏を見ると、「発色剤（亜硝酸塩）」と記載されているのをご存じでしょうか。この亜硝酸塩とは、色調を改善し、保存性を高めるものですが、薬理効果としては「ニトログリセリン」と同様の効果があります。

ニトログリセリンは、ダイナマイトの原料でもありますが、狭心症になった人の救急薬としても知られています。これは、なめると血管が拡張する作用があるからです。

ハムやチーズをつまみにワインを飲んでいるフランス人に心臓病が少ないというのも、もしかすると、ワインに含まれるポリフェノールのおかげばかりではなくて、この亜硝酸塩のせいかもしれません。

それはさておき、酒を飲むときには、ハムやチーズ、アンチョビを一緒に食べたりするものです。こういう動物性タンパク質に含まれているのが、「アミン」と呼ばれる物質です。

実は、発色剤に含まれるニトロと、肉や魚に含まれるアミンが一緒になると、「ニトロソアミン」という発がん物質になります。

ですから、新鮮な肉や魚はよいのですが、長期保存のきくハム・チーズ、缶詰は注意が必要です。

**ではどうするかというと、こうしたつまみ類にはたいていレモンがつけ合わせであるので、そのレモンをしぼってかけてから食べるようにしてください。**レモンに含まれるビタミンCが、ニトロソアミンの発がん性を消す役目を果たします。

ハムの中には発色剤が入っていないものもありますが、食中毒の原因になるボツリヌス菌が繁殖するおそれもありますのでかえって危険です。

スポーツしない
食べない
3
飲まない
考えない
洗わない
温めない
夜更かししない

# 51 疲れたときに酒を飲むと寿命が縮まる

私は毎朝3時から4時に起きて、出勤の9時まで本の執筆をします。朝の9時半から夕方6時まで外来診察と手術。それからインタビューや本の打ち合わせを行ない、夜8時までに帰宅して入浴と夕食、そして夜10時には寝ます。1日16時間働いているのです。

「そんなに働いて過労死しませんか」と聞かれますが、こう答えます。

**「人間どんなに働いても、酒・たばこ・夜更かしをせず、バランスのよい食事をしていれば、過労死で死ぬことはありえない」**

過労死を起こす人というのは、多くの場合、疲れた体を癒やそうとして、お酒を飲んだり、たばこを吸ったりしているのです。

特にお酒はあまり飲みすぎると、逆に興奮してしまい、夜眠れなくなってしまいます。さらに睡眠時間が短くて朝早く起きると、まだアルコールが体内に残っているので、翌日の仕事がさらにきつくなります。

そうすると、体がきついきついと思いながら、たばこを吸ってがんばって仕事をして、その疲れた体を癒やすために、またお酒を飲むという悪循環に陥ってしまうのです。

また、ストレスがあるときにアルコールでそれを開放しようとすると、ほんのいっときの間だけは嫌なことを忘れることはできるかもしれませんが、問題は何も解決しません。

問題があるときには、酒を飲まずにさっと寝てしまいましょう。そして翌朝早く起きて、元気な体で問題解決をするのです。

**酒に逃げていても何も解決しません。**

# 52

# たばこはすぐやめる

「愛煙家」という言葉があります。喫煙をこよなく愛されている人のことです。その方にズバリ申し上げます。

**「たばこは百害あって一利なし」**です。

たとえば、たばこは血管の内皮細胞を傷つけます。その結果として動脈硬化を起こして、心臓病、脳卒中などの命にかかわる病気を起こすリスクが高まります。

また、たばこの煙は気管の粘膜を傷つけます。傷ついた粘膜では細胞分裂が盛んに行なわれて、そして細胞分裂が限界に達すると、永遠に細胞分裂を起こす修復細胞であるがんがそこに発生するのです。

咽頭・喉頭がんの95％もたばこ、肺がんの75％もたばこ、食道がんの50％もたばこ、胃がんの25％もたばこが原因というふうにいわれています。

しかし、たばこというのは煙を肺に吸い入れるものであって、煙をのんで食道や胃のなかにまで入れるものではないのに、どうして食道がんや胃がんの原因にもなるのかと不思議に思う人もいるかもしれません。

たばこを吸う人の多くは、たばこを吸いながらコーヒーを飲んだりビールを飲んだり、ときにはたばこを吸いながら食事をしたりします。そのために、口のなかにあるニコチンやタールが全部胃のなかに入ってしまって、食道がんとか胃がんを増やしてしまっているといわれています。

**たばこの害というのは、10年やめればゼロにすることができるといわれています。**現時点でたばこを長年吸っている人、または1日に何箱も吸うような人はすぐにやめましょう。

「1日に吸うたばこの本数×吸った年数」を喫煙指数といいますが、具体的にはこの喫煙指数が400を超えると、高い確率でがんになるというふうにいわれています。たとえば1日1箱を吸う人が20年間たばこを吸ったら、20×20で400なので、これ以上吸うとがんの危険性は格段に高まります。

喫煙指数が400に近づいた人、すでに超えている人は即刻やめてください。

# 53

# たばこは老け顔をつくる

たばこのなかには何百という有害物質があって、たばこを吸うとその有害物質が体内を回ります。そのことによって血管の内側にある細胞が傷ついてかさぶたが生じます。そのかさぶたによって動脈硬化が起こります。

動脈硬化が進むと、血管の内部をふさいでしまうことがあります。すると、そこから先に血がいかなくなるために、先の細胞が死んでしまいます。それが心臓で起こるのが「心筋梗塞」、脳で起こるのが「脳梗塞」です。

私達の体はけなげです。動脈硬化によってできたこぶを作っている「エラスチン」という結合組織を溶かすために、血液中にある白血球が「エラスターゼ」という溶解酵素を出して血流を再開しようとするのです。

しかし、エラスターゼが働くときに、更なる問題が生じます。

エラスチンは肺にも存在します。エラスターゼが肺に含まれているエラスチンも分解してしまうため、肺がのびっぱなしになって縮まなくなります。その結果、息を吸うことも吐くこともできなくなってしまうという状態が起きます。これが「肺気腫」です。一度、肺気腫になると元には戻りません。肺気腫の95％はたばこによるものです。

そして、もう1つエラスチンが豊富にあるのが皮膚。皮膚の表面にあるエラスチンをエラスターゼが溶かしてしまうことによって、肌がなめし皮のようになって、小じわの原因になります。これを**「スモーカーズフェイス」**といいます。

スモーカーズフェイスの人は100メートル離れていても顔色でわかります。日焼けすると赤黒くなりますが、スモーカーズフェイスの人は緑黒いのです。

また、顔の表面がそうなっているということは肺も相当に傷ついているということ。外観の美しさが失われてきたときは、体のなかも相当傷ついています。

**どんな美人もたばこを吸えばみるみる老化するのです。**

# 54

# 空腹時にお茶やコーヒーを飲まない

昼食後に眠くなってしまい、午後の大事な会議に備えて、眠気覚ましに濃いコーヒーを飲んだり、たばこを吸ったりする、なんて経験はないでしょうか。ズバリ申し上げます。**「眠気ざましのコーヒーやたばこはすごく危険です」**

コーヒーのなかには「カフェイン」、たばこのなかには「ニコチン」と呼ばれる「アルカロイド」という毒が含まれているからです。

アルカロイドというのは、副交感神経を興奮させる神経毒のことです。その仲間には、モルヒネやコカインがあります。

これが体のなかに入ると、めまいや吐き気、心拍数の増加、または顔面が蒼白になったり、下痢を起こしたりなど、さまざまな症状が出ます。

**コーヒーやたばこで目が覚めたり意識がはっきりしたりするのは、このアルカロイドの軽い急性中毒症状が起きているだけです。**

スポーツしない
食べない
3
飲まない
考えない
洗わない
温めない
夜更かししない

それを大量に投与されたのなら、副交感神経が過剰に興奮してしまいます。さらにそれを常用すれば体は必ずカフェイン中毒、ニコチン中毒を起こします。

ですから、眠くなるくらいだったら、2章で述べたように最初から食事の量を減らすことです。眠くならないくらいの食事の量で十分ですし、もし「どうしても食べると眠くなる」のであれば、食事を抜いてもかまいません。

また、特に若い女性に多いのが、おなかがすいているときにがぶがぶとお茶を飲むことです。空腹のまま、朝にコーヒーや濃いお茶を飲んで電車のなかで気分が悪くなって倒れてしまったことはないでしょうか。

これも明らかに急性のアルカロイド中毒によるものです。

空腹時に飲むなら、アルカロイドの入っていないゴボウ茶（96ページ参照）にしましょう。

# 55 子どもにお茶を飲ませない

「お茶で痩せるのか」とよく聞かれます。ズバリお答えしましょう。

**「お茶を飲むと痩せます」**

お茶のなかには渋みのある「タンニン」という物質が入っています。

タンニンの「タン」というのは皮をなめすという意味です。皮をなめすということは、たんぱく質を変性させることによって革をやわらかくすること。

タンニンの入っているお茶を飲むと、消化管の粘膜のたんぱく質が変性します。するとと消化吸収が行なわれなくなります。

これはそもそも、お茶の葉につく「ハマキガ」の幼虫の消化吸収を阻害して、成長させないために含まれている毒なのです。

タンニンは、お茶のほかにもバナナや柿にも含まれています。

バナナや柿の場合には、種が熟する前に動物に食べられてしまうと子孫を残すことができません。それを防ぐために種が熟するまでタンニンという毒で身を守っているのです。

昔から、酒を飲むときに柿を食べると二日酔いにならない、というふうにいわれているのは、結局、消化吸収障害を起こしてアルコールの吸収を悪くさせているということです。

食後にお茶を飲むのも同様で、おなかいっぱい食べたときに、タンニンによって消化吸収障害を起こさせているということです。

**しかし、このタンニンを成熟途中の子どもや病人に与えたならば、発育障害や栄養障害を起こすことになりかねません。**

最近はお茶のペットボトルをよく見かけますが、子どもには絶対に飲ませないようにしてください。そもそも消化吸収障害を起こすものを飲まなければならないほど、多くの量を食べなければすむことです。

# 56

# 人工甘味料はとらない

コーヒーや中国の老酒に対しても砂糖を入れる人がいます。

けれど、イタリア人はエスプレッソにそんなに砂糖を入れたりしないし、中国人もお酒に砂糖を入れて飲んだりはしません。

そもそもなぜ老酒に砂糖を入れるようになったかというと、戦後、日本が貧しくて物資が足りないときに入ってきた老酒の質が非常に悪く、味も香りもなかったからです。そこで、うまみを出すために砂糖を入れるようになったのです。

中国では、お酒の中に甘い梅干しをいれたりするということはありますが、それでも本当ににおいしい酒のときにはそういうことはしないのです。

最近では、カロリーや糖質が抑えるための人工甘味料がたくさん出ています。

しかし、人工甘味料だからとってもよいという考え方は、逆にいえば、やっぱりまだ甘いものを食べたいという束縛から解放されていないということです。

少なくとも糖毒性に関しては人工甘味料のほうが安全ですが、甘いものを飲みたいというふうに思っている限りは、ほかのもので甘いものをとろうとすると思います。

アメリカ人に多いのですが、「ペプシコーラを飲むときは、必ずダイエットペプシを飲む」というふうに自慢している人に限って、普段からアイスクリームや袋菓子のジャンボサイズのポテトチップスみたいなのを、平気でばりばり食べたりしています。

これは甘いものへの欲求や、食欲から逃れられていないということです。

「人工甘味料は糖分を抑えられるから食べてもよい」ではなく、**「人工甘味料も普通の砂糖と同じように控える」**のが正しい考え方だと思います。

第4章

# 考えない

## 南雲流・ストレス解消法

57

# 後悔しないように「今」行動する

若さには、「肉体年齢」と「美容年齢」以外に、「精神年齢」、つまり心の若さがあります。**心が若い人は、情熱や夢を追い求めて生きているものです。**

昔の人は、「心」（感性、感情）は心臓にあると考えていました。「心」という漢字は、心臓の象形文字から来ていますし、トランプの「ハート」のマークも心臓のかたちから来ています。古来より、「心」というのは心臓のあたりにあって、そして「頭」というのは脳のなかにあると考えられていたのです。

なぜ「心＝心臓」になったのかというと、恋をしたり怒ったり悲しんだりすると、心臓がどきどきと鼓動します。感情の変化によっていちばん著明に変化が現れるのが、心臓なのです。

しかし、心臓は感情の変化によって影響を受けている体の一部でしかなく、そこに感情をつかさどるような機能はありません。

それでは、「心」はいったいどこにあるのか。実は、脳のなかの非常に深いところにある、というのがわかっています。

人間の脳を割ってみると、いくつかの地層になっています。

最も古い地層の部分は、両生類や爬虫類などすべての動物の脳にもある地層で、これを「辺縁系《へんえんけい》」と呼びます。実はこの辺縁系が「心」です。辺縁系は「原皮質《げんひしつ》」「古皮質《こひしつ》」の2つに分けられますが、原皮質には「扁桃体《へんとうたい》」、古皮質には「海馬《かいば》」と呼ばれる部位があり、それぞれ役割が違います。

扁桃体には、好き嫌いを判断する能力があります。子どものころに蛇にかまれた経験があると、たとえば蛇のように長いひもが道端に落ちていると、ぱっと瞬間的に跳びのいてしまうということがあります。危険を察知して自分の身を守るために、体験に基づいて好きなものと嫌いなものを分けるのが扁桃体の役割です。

一方の海馬は記憶をつかさどるところです。毎晩その日1日の記憶を夢として再生しながら、不要な記憶を削り落とし、必要な記憶というものを残すという作業をしています。

# 58

# 本当に思い悩んだときは「感じるままに動く」

辺縁系に対して、人間だけは、脳に「新皮質」という部分をもっています。これが「頭」、いわゆる理性といわれる部分です。

新皮質は、脳の地層のなかでもいちばん表面にあり、進化の過程で人間があとから獲得した部分です。新皮質がなぜ発達したのかというと、社会秩序を守るためです。権力者が作り上げた社会を円滑に運営するためには、建前、法律、倫理、道徳が不可欠で、これらの社会的なルールに従うための能力を新皮質がつかさどっています。

こうして私達の体は「心」と「体」の2つに支配されているのですが、優位にあるのは常に「頭」。つまり「新皮質」です。新皮質が優位でないと、社会が破綻してしまいます。だから常に新皮質の部分が優位に働くようにできているのです。

しかし、そのことによって、「心」つまり「辺縁系」は常に抑圧されています。

辺縁系は、常に「ああしたい」「これは嫌だ」という感性をもっています。でも新皮質は「妻なんだから」「親なんだから」「一家の大黒柱なんだから」とそれを抑えつけています。この状態が続くと最終的に起こるのが、抑うつした状態、つまり「うつ病」の状態です。

一方で、理性は働いていたとしても、感性がまったく別の行動をしていた、ということもあります。

車に2つハンドルがあって、1つはハンドルを右に、もう1つはハンドルを左に切っているのをイメージしてみてください。こうすると車は真ん中で裂かれてしまいます。理性と感性が別の行動をしていると、われわれの精神もこのように真ん中で分裂してしまいます。結果として、「統合失調症」をきたすことにもなりかねません。

それでは、最終的に感性と理性のどちらにしたがうべきでしょうか。

社会生活を営むうえでは、新皮質が優位であるほうが生活しやすいと思います。**しかし、精神的に追い詰められているところまできているのであれば、新皮質の言うことを聞かずに感性に身をゆだねるしかないのではないかと思います。**

# 59
# とっさの判断で動け

「頭」の支配から逃れて、「心」のままに生きるためには、「心」にしたがうことが大切です。つまり、「好き嫌いをはっきりさせること」と、「嫌なことは忘れること」です。前者は「扁桃体」の仕事で、後者は「海馬」の仕事です。

まず、「好き嫌いをはっきりさせること」ですが、具体的にどうすればよいかというと、**とっさの判断で動くことです。**

頭で考えて動くのではなく、自分の好き嫌いや、いる・いらないということを、その場で判断して、どんどん前に進んでいくことです。

頭で考えて動くと、最終的には新皮質が「こうしなければならないんだよ」と、どんなに嫌いなものでもそれを何とかこなさせようとします。新皮質の言うことを聞かず、辺縁系のとっさの判断で物事を進めていきましょう。

## 脳と心のしくみ

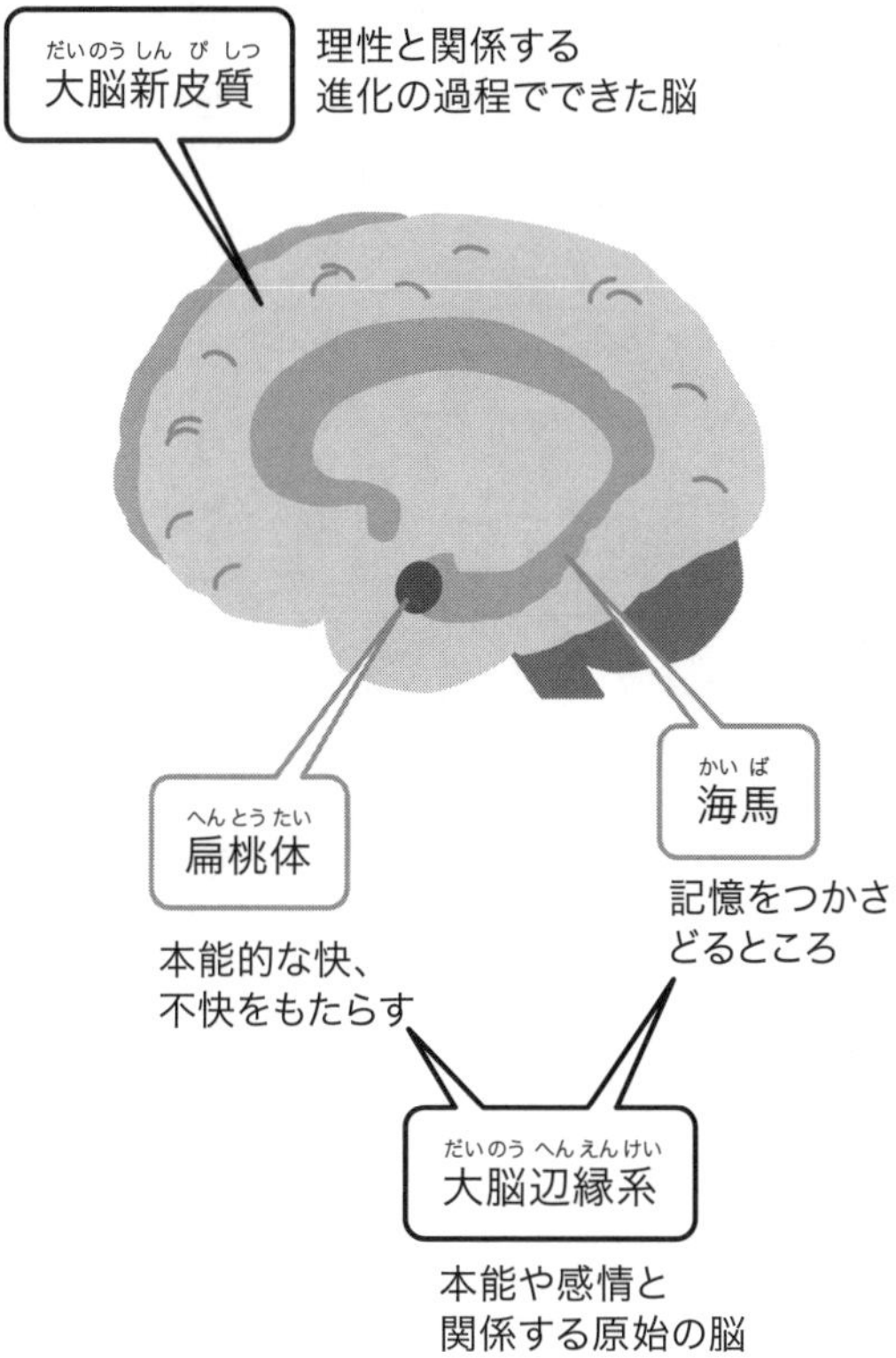
大脳新皮質《だいのうしんぴしつ》
理性と関係する
進化の過程でできた脳
扁桃体《へんとうたい》
本能的な快、
不快をもたらす
海馬《かいば》
記憶をつかさどるところ
大脳辺縁系《だいのうへんえんけい》
本能や感情と
関係する原始の脳

# 60 嫌いなもののなかに好きなものをちりばめる

扁桃体の働きを利用するということであれば、「**嫌いなもののなかに好きなものをちりばめる**」ということも有効です。

私の場合は、昔は勉強のために机に向かおうとすると、それだけで嫌な気持ちになって気分が乗らず、部屋の片づけなどを始めてしまっていました。

けれども、一度、試験でよい点数をとって褒められたときから、扁桃体が今度は勉強を好きの事象のほうに分けてしまったようで、勉強が楽しくて楽しくて仕方なくなってきてしまったのです。

たとえば、朝起きるのが嫌な場合でも、恋人とのメールのやりとりを確認するのを日課としておくと、うきうきして早起きすることができます。起きたらすぐブログやフェイスブックをやるのもよいでしょう。遠足の日の子どものようにウキウキと目が覚めれば大成功です。

61

# 「楽しいストレス」を生かす

ストレスはあなたを急速に老化させてしまうでしょう。なぜならストレスはあなたがどんなに努力してもそれに報いることなく、あなたのエネルギーを消耗し続けるからです。こういう報われないストレスを**「ディストレス」**といいます。

その一方で、世の中には「楽しいストレス」というのもあります。これは、**「ユーストレス」**と呼ばれます。

たとえば人前で歌を歌ったり、趣味のダンスを発表したりするというのは、非常に緊張感のあることです。けれども、そのあとの達成感というのは、非常にうれしいものです。これが「ユーストレス」です。

ですから、より有意義な人生を送るためには、ときにはユーストレスのようなストレスに立ち向かっていくということも必要です。

私も、学会での発表のときには、ユーストレスに立ち向かっています。

スポーツしない
食べない
飲まない
4 考えない
洗わない
温めない
夜更かししない

# 62

# 一度に複数のことをする

複数のことを同時にしていくのもよいでしょう。

たとえば、普段は部屋の掃除などはあまりしないのに、試験勉強をしようと思うと、なぜか部屋の掃除がすごくはかどるという経験は、多くの人にあるのではないでしょうか。

勉強するのも掃除するのも、どちらも「やりたくないこと」です。

しかし、いくつかの選択肢が並んだときに、どれも同じくらい嫌だということはあまりなく、AよりはBのほうがましだなということがあるものです。勉強と掃除の場合、多くの人が「勉強よりも掃除がまし」と考えているのです。

これは、一度に複数のことをすると、扁桃体がこれよりこっちのほうが好きだという情報を与えてくれているということです。

そのときには好きなことからやってみてください。そうやって好きなことをやっているときは非常にはかどるものです。

ピカソは、一度に10の作品を制作していたといいます。次から次へとつくりたいものが出てきて、1つのことにかかりきりになってこれが終わるまで次へ進まないとなると、たぶん行き詰まってしまうのでしょう。

また、これをやらなければならないと思うと、それが義務になって「心」を押さえつけてしまい、創作意欲がなくなってしまうのだと思います。

**私自身も、4つか5つぐらいの仕事をコンピューター上で立ち上げています。**

そのため、1つのことをやっていても、ぱっとひらめいたりすると、別の仕事のところに行ったりします。

「よくそんなにいっぺんにできますね」「1つのことに集中したほうが早いんじゃないですか」などと言われることもありますが、このスタイルのほうが仕事は断然はかどりますし、思い詰めることも少なくなります。

みなさんも一度やってみてください。

# 63

# 嫌いな人とは付き合わない

心のままに生きようとしたとき、大きな問題となるのが人間関係です。

ズバリ申し上げます。

**「この世のストレスは全て人間関係が原因である」**

たとえばPTAのお付き合いや嫌な上司であっても、新皮質は「ちゃんとお付き合いしていかなければだめだよ」とか「その人にもよいところはきっとあるんだから」とか、いろいろな理由をつけては、人間関係を成立させようとします。

もともと社会秩序や人間関係を維持するために発達したのが新皮質ですから、どうしてもこのような場面では活躍してしまいます。

だけど、心、特に扁桃体は、嫌いのサインを出して、新皮質に猛烈に反発しようとします。そこに海馬が輪をかけて嫌な記憶をよみがえらせたりします。

だから会社や学校に行こうと思うと胃が痛くなってしまったり、頭が痛くなってしまったりと、さまざまな「不定愁訴」が出てしまいます。**私は、体の調子が悪くなってしまうほどであれば、そのことから逃れなければだめだと思います。**

一度立ち返って考えてみてください。

「本当に今の会社に行く必要があるのか」

「本当にその人間と付き合う必要があるのか」

「本当に自分は学校に行かなくてはならないのか」

現在は、よい学校に入って、よい会社に入ることが人生の成功だと教えられていますが、昔はそんなに大きな会社もなければ、そんなによい学校に進学する人もいませんでした。みんな自分の身近なところで、生活のために職業技能を学んで、独り立ちしていったわけです。

いろいろな生き方があるわけで、嫌いな人間と口を聞く必要があるのかと考えてみると、別に付き合わなくてよいのではないかと思います。ノイローゼになるほど嫌な人がいるときは、その人とは口を聞かないというのが最大の解決法です。

# 64

# ものわかりのよい人もあなたの敵

一方で、**ものわかりのよい人というのも毒です。**

ものわかりのよい人というのは、友人として非常にありがたく感じる存在ですが、いつも肯定的な意見をいう人というのは、問題の解決にはあまりなっていないものです。そういう人のことを**「イネーブラー」**と呼びます。

たとえばお酒や薬物に依存している人が、友人から「わかるわかる、お酒を飲みたい（薬物に手を出したい）気持ちわかるよ」と言われてしまうと、さらに依存してしまうものです。

または、本当はある人とひざを突き合わせてきちんと交渉しなければならないときに、「そんなやつと話をする必要はないよ」と、理解を示されると、「そうだよな、話さなくていいよな」と思い、問題が複雑化していってしまうのです。

アルコール中毒の人がどうして会社をやめずにいられるのかというと、尻拭いをしてくれる奥さんやお母さんがそばにいるからです。

朝からアルコールを飲んでしまったりすると、必ず会社に電話をして「今日病気なんです」と、仮病を使ってくれます。しょうもない人間でも見捨てずにそばにいてくれる人間がいるというのは、いっけんありがたいように見えますが、そのままではアルコール中毒の人は本当にだめになってしまいます。

私自身の経験ですが、研修医時代、進路や人間関係について悩んだ時期がありました。そういうときに、よく一緒に酒を飲み「お前の気持ちわかる、相手が悪いんだ」というふうに言ってくれていた先輩がいたのですが、今から考えてみると、そのときの私は相当なダメな人間だったと思っています。

イネーブラーは意識していないと気がつかないものです。

嫌な人間だけでなく、ものわかりのよい人間も自分にとって害になる場合があるということを、知っておきましょう。

65

# 鈍感なほうが幸せになれる

**私は自分の最大の長所は、鈍感なところだと思っています。**

人間関係において、鈍感であることは非常に大切です。人間関係は、どんなに注意していてもこじれてしまうことがあるものです。でも過ぎてしまったことは取り返しがつかないもの。それはあきらめるしかないと思います。

過去に引きずられていれば、未来にまで悪い影響を与えかねません。だから過去をいかに断ち切るかということが、ポイントになってくるかと思います。

未練も、本来自分のものでないものに関しては対しては感じないものです。

たとえば、女優の誰々さんが結婚してしまったといったときに、「ああ、あの俳優に奪われた」と本気で未練を感じる、ということはないと思います。その人は、そもそも自分のものではないからです。

車はロールスロイスを何台ももっていて、自家用ジェットももっているアラブの大金持ちの話を聞いたとしても、すごいとは思うかもしれないけど、嫉妬を感じることはないと思います。それも自分には縁のないものだからです。

ところが一度手に入りかけたものというのは自分のものだという気持ちがあるから、未練を感じます。

過去に付き合ったことがある女性で、縁を切られたにもかかわらず、いつまでもつきまとって、しまいには相手の命まで奪ってしまう。そこまで腹が立つというのは、相手のことを自分のものだと思っているからです。

でも過ぎてしまったことというのは、それは過去のことであって、それはもう自分のものではありません。

だからどんどん未来のことを考えていかなくてはなりません。そのために必要なのが**「鈍感力」**。鈍感力とは、忘れたほうがよいものに関しては、ぐっすりと寝てきっぱりと忘れるという、海馬の力なのです。

スポーツしない
食べない
飲まない
4
考えない
洗わない
温めない
夜更かししない

# 66 悩んだときには手当たり次第捨てる

過去を断ち切るという意味では、引っ越しをするのもよいと思います。

引っ越しをするときは、それまで宝物だと思っていたものでも、お金を払って重たい思いをしてまで運ぶ必要があるのかと考えてみると、ほとんど自分にとって必要のないものばかりになっていきます。

ただ、引っ越しはそんなにたびたび行なうわけにはいかないので、**自分にとって過去と断ち切れないようなものがあるのであれば、引っ越しの代わりに掃除をしていらないものを捨ててしまうとよいでしょう。**

年末にする大掃除は、今はほこりをはらって新年を迎えようという意味合いが強いかもしれませんが、昔は、過去のものであって未来につながらないものを処分して、新年を迎える意味合いが強かったのです。

**掃除をするときは、「名前のついてしまったもの」から捨てましょう。**

たとえば歯ブラシなどは、他人の歯ブラシは使えないものです。また、旅館で出てくる食器も、普通は清潔なものだと思ってそのまま使いますが、でもその食器にもし使用者の名前が書いてあったら、そのとたんに不潔に感じると思います。

つまり1人称や、2人称を連想するようなものに関しては、もう過去のものであると思ったら、どんどん自分のまわりから排除していってください。

悩んだときにも掃除は効果的です。

「森田療法」という心理療法があるのですが、これは、患者にはまずは何もさせずに布団のなかで安静にさせます。人間というのは何もやらずに安静にしていると耐えられなくなります。退屈ほど嫌なものはないですから、それよりは動いたほうがよいと考えるようになります。そうしたら次は掃除をさせるのです。

掃除というのは単純な作業に見えますが、心のなかの汚れを同時に片づけるという気持ちになって、達成感が出てくるものです。これが治療につながっていきます。

# 67

# 人に愛された経験が、人間関係に自信をもたせる

敏感な人は、人を観察して「自分に対して敵意があるんじゃないか」とか「相手の言った言葉が自分を傷つけようとしているんじゃないか」とか、知らなくてもよいことや考えなくてよい情報まで、どんどん頭のなかへ入れてしまいます。

逆に、そのことが自分自身を傷つけているのです。

私は母親に愛されて育ちました。母は私のことを絶対に肯定してくれ、成績が悪かったときも素行が悪かったときも、最大に評価してくれました。だからどんなときにもこの人には愛されているという自信がありました。

そのことが、ほかの人との人間関係においても、「人から愛されている」という思い込みにつながっています。「人間関係というものは、そんなに悪いものではない」という思いが私のなかにはあります。

脳の話でいうと、これは、扁桃体が人間関係に対して肯定的だということです。

母との思い出が根底にあるので、ほかの人との人間関係もみんなよいことに思えてくるのです。そして嫌な思い出は海馬がすべて消去してくれます。

私の場合は、脳がこのようにうまく処理してくれるおかげで、あまり人のことを悪く考えたことはありません。

だから私が「医学の世界では誰も敵がいない」と言うと、周りの人は「いや、そんなことありませんよ。先生のことを嫉妬している人はたくさんいますよ」と言うのですが、私は気づかないですし、そう言われてもあまり気にもしません。

人を好きになることは、それほどのエネルギーは必要ないものです。

**しかし、人を疑ったり、人の足を引っ張るということは、ものすごいエネルギーを使うことです。私にはそんなことに使うエネルギーはありません。** 1人の人を憎むくらいなら、10人の人を愛した方が楽です。

人間関係でストレスを感じないのは、母からの愛情のおかげだと思っています。

# 68 恋をすると寿命が延びる

アメリカのピッツバーグ大学のバーナード・コーエン教授の調査した「寿命短縮日数」によれば、肥満や喫煙によって寿命が6年縮むといわれていますが、独身であることでも寿命が縮むということがわかっています。男性の場合8年、女性の場合でも4年、寿命が縮むようです。

本来地球上のあらゆる生き物というのは、生殖年齢が終了すると寿命が終了するようにできています。それは昆虫でも魚でも鳥類でも同じです。霊長類であるチンパンジーですら、生殖年齢が終了すると寿命が尽きます。

それに対して人間だけは生殖年齢が終了しても生き延びます。女性は月経がなくなれば、生殖することはできませんが、それでも長く生きています。

リチャード・ドーキンスという生物学者が提唱した、「セルフィッシュジーン（わがままな遺伝子）」という理論があります。それによれば、地球上のあらゆる生物というのは「生き延びろ」という命令が遺伝子の中に刻まれているといいます。

人間の子どもたちは母親にいつまでもくっついて離れようとしない。それは母親からの保護を自分が一身に受けようとしているためです。

一方、母親のほうはその子にずっとかまっていると、次の子どもをつくることができません。そこで、子どもを生殖の終了した女性に預けて次の繁殖をするようになりました。そのために、生殖を終了した女性たちも子育てをしなければならなくなり、長生きになったといわれています。

つまり、**女性は生殖年齢が終わったあとも、子育てをする必要があれば、寿命が延びるだろうと考えられます。**子どもでなくとも、ペットを飼って愛情を注いだりするということでもよいと思います。

一方、男性の場合には、死ぬまで生殖ができます。そのため、セックスするかどうかはともかくとして、**常に恋愛をしている、愛情をもつパートナーをもっているということが寿命を8年延ばすのではないかと考えられます。**

スポーツしない
食べない
飲まない
4 考えない
洗わない
温めない
夜更かししない

# 69

# EDは幻想だ

「年を取るとともにあちらの方が弱くなった」、と嘆いている男性は多いでしょう。そこでズバリ申し上げます。

**「EDはあなたが作り上げた幻想です」**

「恐怖」という病気があります。

ひとつは「トラウマ」。むかし犬にかまれたことがあると、大人になっても怖い。これはかまれた記憶を「海馬」が重要事項として選別し、好き嫌いを決める扁桃体が「嫌い」として登録したからです。犬を見たとたんに「あぶない！」と感じて飛び退きます。

もうひとつは「恐怖症」です。「高所恐怖」の人は歩道橋を渡るときに「この橋が落ちるのではないか」と考えます。その瞬間に足がすくんで渡れなくなるのです。「閉所恐怖」の人もエレベーターに乗ったとたんに「閉じこめられるのではないか」と想像し、息苦しくなってしまうのです。どちらもあり得ないことです。あり得ないことを大脳の新皮質が考えて恐れることを恐怖症というのです。

ＥＤも身体的に問題があるわけではありません。本来、**男性は生涯生殖可能なのです。**バイアグラを飲めば勃《た》つのですから、精神的な問題です。普段は勃つのにいざというときになると大脳の新皮質が「勃たなかったらどうしよう」と余計なことを考えてしまう、そのためできなくなってしまうのです。

解決方法は「余計なことを考えない」。といっても考えちゃいますよね。泌尿器科に行ってバイアグラをもらってください。お守りみたいなものです。持ってるだけでできるようになりますので。

ただ、それだけではいけません。ＥＤの背後にはメタボが潜んでいるからです。肥満、高脂血症、糖尿病、高血圧そして喫煙は最大の老化因子で、あなたの性機能を急速に衰えさせるとともに、動脈硬化によって血流を悪化させます。

何が必要か分かっていますよね。**一日一食（二食でもＯＫ）、薄味、禁煙。これであなたは生涯生殖可能です。**

スポーツしない
食べない
飲まない
4
考えない
洗わない
温めない
夜更かししない

# 70

# 「飢え」と「寒さ」で脳細胞は再生する

人間の脳細胞は、1日に10万個以上は壊れているといわれます。

そうしたらすぐに認知症になってしまうと心配になるかもしれませんが、脳細胞はものすごい数があるので、もし毎日10万個ずつ壊れていったとしても問題はありません。

さらにいえば、脳細胞は再生されているというのが、最近明らかになってきました。それも辺縁系のなかにある海馬、ここで新しい脳細胞ができています。

ただし、脳細胞の再生に条件があります。**その条件とは、「飢え」と「寒さ」です。**

つまり、いっけん関係のないように思える、体の若さを保つための「一汁一菜」「1日1食」が、心の若さということを保つためにも不可欠だということです。

# 71 家事は認知症予防に最適

**脳を衰えさせるのは、短絡的な思考です。**

神経と神経を結んでいるのは、シナプスという伝達経路です。神経と神経の間を結んでいるのが、たった1本であれば短絡的な思考しかできません。ところが複数の神経の間を複数のシナプスが縦横無尽に結んでいると、非常に多角的なものの考え方ができます。それが、脳が若いということです。

このシナプスというのは、生まれたときからできているのかというとそうではなくて、訓練によってできるものです。

1つのことを考えると頭がいっぱいになってしまう人は多いものです。たとえば、恋愛のことを考えたら、ほかは何も手につかないとかいうことなどはよくあると思います。

それに比べて、前述したピカソは、同時に10くらいの絵を書いていて、1つの絵が乾くまでの間、ほかの絵をずっと書いていました。聖徳太子も一度に10人の人の声を聞いたといわれています。

同時に複数のことを考えられるように脳というのはできているのです。

主婦も、一度に3つや4つの作業をしています。

洗濯機を回しながら料理をし、同時に洗い物とか片づけをして、子どもの送り迎えの時間も気にしなければいけない、というふうに、同時にいくつものことをこなせるのは、脳年齢が若いということです。

私も自分で料理をしたり、子どもと遊んだりしますが、これを複数同時並行で毎日やっている主婦の方には本当に頭が下がります。

家事のように、一度にいくつものことをやるというのは、脳年齢を若々しくし、認知症予防にもすごくよいことです。

# 72

# 手や頭を使う趣味をもつ

脳年齢を若々しくするために、手を使うことが効果的です。

脳のなかの大脳皮質というところに、筋肉に指令を出す「運動野」という部分がありますが、そのなかでもいちばん大きい体積を占めているのが、指先と舌へ指令を出す部分です。そこの部分がいちばん敏感なセンサーになっています。

したがって、指先で覚えたことというのはなかなか忘れないといいます。

たとえば、昔ピアノを弾けた人というのは、今もピアノを弾ける。それから、勉強をしたときにそれをノートに書き写すと忘れないといいます。

だから物忘れなどが心配である方ならば、なるべく手仕事をしたほうがよいと思います。私も今、この原稿を手で書いています。分からない漢字は携帯電話の辞書で調べます。こうすると忘れていた漢字がどんどん書けるようになります。


**普段やらないことをやるのも、認知症の予防に効果的です。**

私は、今フランス人の女性にフランス語を習っています。フランス語は普段使うことはありませんし、フランス人となかなか会うこともないのですが、個人的にフランスという国に対して憧れがあるので勉強しています。

フランスの文化の話を聞きながら、フランス語の男性名詞や女性名詞とか、動詞の語尾変化とかを勉強しているのですが、普段使わない脳の部分を使っているせいか、脳のなかがすごく活性化し、1時間ほどのレッスンですが、受け終わったあとはものすごくぐったりします。

ただし、普段やらないことをやるといっても、興味のないことを習ったり、難しい専門書を買っても頭が痛くなるばっかりで、なかなか脳が活性化しないものです。

したがって、心がうきうきするような、つまり新しい趣味になるようなことをやるべきです。そのなかでも、手を使うことや、普段やらないようなことをやったほうが、脳や心を若返らせることにつながると思います。

# 第 5 章

# 洗わない

## 南雲流・ボディケアの習慣

# 73 ナイロンタオルで体を洗わない

年を重ねるごとに肌も衰えを感じるものです。しかも、肌が美しいかどうかで、外観の若さの印象は大きく変わります。若く美しい外見を保ちたいのであれば、生活習慣に工夫をしてほしいと思います。

そこで肌の老化の原因をズバリ申し上げます。

**「肌の老化の原因は洗いすぎだ！」**

皆さんは体を何で洗っていますか。ナイロンタオルやスポンジですよね。

ナイロンタオルでごしごし洗って、そのタオルを洗面器でゆすいだりするとあかがたくさん浮きます。それを見て、「汚れがよくおちた」と思っていませんか。

この**あかは何かというと、皮膚の保護膜である「角質」と「皮脂」、それから「善玉菌」です**。この3つは、外から悪玉菌などの外敵が入ってこないように肌を守ってくれているのです。それをこすり落としてしまうことは、容易に外敵が体に入りやすい環境をつくってしまっているということです。

かかとをこすったりすると、一時的につるつるになったように感じます。しかし、角質はバリアですから、そのバリアを落とされるとなおいっそうバリアをつくろうとし、角質を過度に落とした部分というのは、逆に「たこ」になったり「うおのめ」になったりしてしまいます。

なかには、ナイロンタオルで背中をごしごし洗うことで、背中に「黒皮症」という症状を起こしてしまい、背中一面がシミになったという人もよくいます。

体はタオルで洗ったりするのではなくて、手の平でなでで洗いをしましょう。そうすることで、乳がんのような非常に小さなしこりを自分で見つけることもできます。

# 74 体臭は野菜中心の生活で抑えられる

そもそも体臭というのは異性を引きつけるためにある「フェロモン」です。ですから、体臭があることは決して異常ではありません。

体臭の原因の1つは、「アポクリン汗腺」と呼ばれるものです。

アポクリン汗腺は、脂汗で、そのもの自身はにおいがないのですが、アポクリン汗腺が周辺の毛に絡めとられて付着し、さらに「ワキガ菌」が、その皮脂分を分解して過酸化脂質に変えることで、においが出ます。

これを防ごうとするのなら、根本的には脂汗の分泌量を下げればよいわけで、**そのためには、肉を食べるのを控えること。**肉を食べると、体臭は20倍ほど強くなるというデータもあります。

またほかに、ねぎやにんにくを食べても体臭が強くなります。

これらには「アリイン」という成分が含まれているのですが、それが酸化するとにおいを発します。そして、それが体内に入ると、体臭となります。

ですから、これらを食べるときには、酸化を防ぐため、空気に触れないように調理するとよいでしょう。たとえばスライスしたらすぐごま油にあえてしまうとか、水にすぐさらすなどです。

便臭も体臭と関係しています。実は、おならを我慢するとそれが腸管から吸収されて、血液の中に入って、毛中を通って毛穴から分泌されます。また、吐く息の中にも排泄されます。ですから、便臭が強いと、体臭も口臭も強くなります。

便臭を抑えるのにも、やはり肉を食べるのを控えて、野菜を食べることです。肉を食べると食物繊維が少ないために、便秘を起こしやすくなります。特に牛肉を食べると胆汁酸という酸が出ますが、この胆汁酸と便秘によって生じた悪玉菌が一緒になると、二次胆汁酸という発がん物質になって腸に炎症を起こします。そのことによってより便臭が強くなります。

反対に野菜は食物繊維が多いので、便がやわらかくなり、善玉菌も繁殖して、便秘になりにくく、便臭を抑えられます。

# 75 洗うのは「毛の生えている部分」だけでよい

「体を洗うときはどこから洗いますか？」

昔、明石家さんまさんが、自分が司会のトーク番組でこう出演者に尋ねたことがありました。

「手から」「顔から」と答える出演者に対して、彼は「俺は陰毛から洗う」といいました。その理由は、陰毛でよく泡だてて、その泡で体中を洗うのだそうです。

私はその答えを聞いて「この人は天才だ！」と思いました。その理由をお話ししましょう。

「髪は何のために生えているのでしょう」と聞くと、「頭を守るため」と皆さん答えます。

「じゃあ陰毛は？」と聞くと、「陰部を守るため」と答えます。

「じゃあワキ毛は？」と聞くと「脇を守るため？　じゃないよなあ……」と、多くの人は答えられないのではないでしょうか。

体臭は、異性をひきつけるためのフェロモンだといいました。

しかし、せっかくワキや陰部のアポクリン腺から出た汗もすぐ流れ落ちてしまったら臭いを出せません。

そこでワキや陰部の毛に汗をからみつかせて発酵させ、異性を引きつける臭いを発生させます。このためにあるのが、ワキ毛なのです。

**つまり、石けんで洗うべきは、髪以外の毛の生えているところ、すなわち臭うところだけでいいのです。**

と同時に、さんまさんが言うように、それらの箇所はよく泡立ちますので、汚れ落ち効果も高いのです。

## 76

# 頭の洗いすぎがハゲを招く

頭皮をズームカメラでアップにして、毛根に脂汚れがつまっているのを、ことさらにさわぎたてて、ハゲの原因だという人がいます。あれは本当でしょうか。

ズバリお答えします。**「毛根に脂がつまっているのはよいことです」**

毛根には、バイ菌や毛ジラミが侵入しようとします。それを防ぐために皮脂によって栓をして守っているのです。あの脂を洗いおとすと、体は慌てて脂を分泌するようアンドロゲンという男性ホルモンを分泌します。アンドロゲンは額の毛根の転換酵素によって薄毛ホルモンになります。

**つまり、頭の洗いすぎがハゲを招いているのです。**

私も以前はヘアワックスをよく使っていたので、それを落とすために、毎日シャンプーをしていました。シャンプーで洗うと毛がパサパサになるので、潤いを与えるためにリンスを使っていました。

しかし、シャンプーやリンスを使うとフケがひどくなるのです。長い間そのことで悩んでいましたが、最近になってようやくその理由が分かりました。

シャンプーで脂を落とすと体は慌てて脂をおぎないます。その結果、脂過剰による湿疹、脂漏性湿疹になる。これがフケの本体です。

さらにリンスは潤いを与えているのではなくシリコン樹脂でコーティングしているのです。つまり、頭皮を汚しているのです。

このことが分かってから、私はヘアワックスをあまり使わなくなりました。そしてシャンプーを使うのはヘアワックスを使用したときだけで、普段はお湯で洗い流すだけにしました。さらに、たとえシャンプーをしてもリンスは一切使わないようにしています。それ以来、フケは治り、髪の毛はつやつやになりました。もちろん頭が汗臭いこともありません。

皮膚科医も**シャンプーは週に2回**といっています。化粧品メーカーのおどしにのって、洗いすぎて頭皮の保護膜を破壊するのはやめましょう。

スポーツしない
食べない
飲まない
考えない
5 洗わない
温めない
夜更かししない

77

# ハゲは自分で防ぐことができる

やはり白髪やハゲはできることなら避けたいもの、というのが正直な気持ちではないでしょうか。

白髪は防ぐことはできませんが、ハゲは生活習慣である程度防ぐことができます。ポイントは、「アンドロゲン」という男性ホルモンの分泌を抑えることです。

アンドロゲンとは、副腎から出るホルモンで、非常用の乾パンのようにいざというときのために備蓄されているものです。

通常、男性は睾丸から「テストステロン」という男性ホルモン、女性は卵巣から「エストロゲン」「プロゲステロン」という女性ホルモンが出ています。

これらのホルモンは急激に増えたり減ったりするということはなくて、常に一定の量に保たれています。

しかし危機的な状況に陥ったとき、それらのホルモンだけではしのぎきれないので備蓄しておいたアンドロゲンを使うのです。

アンドロゲンは「とうそうホルモン」とも呼ばれます。「とうそう」には2つの意味があり、逃げる「逃走」と戦う「闘争」です。つまり、逃げたり戦ったりする危機的な状況で放出されるのです。

アンドロゲンには、皮脂の分泌を盛んにしたり、皮膚を多毛にする働きがあります。これは、敵と戦うときに、皮膚に潤いを与えたり、多毛にしたりすることで皮膚を守るためです。

さらに、アンドロゲンがどんどん出てくると、額の毛根にある転換酵素がアンドロゲンを薄毛ホルモンに転換します。これも敵と戦いやすいように視界をよくするためなのです。

ですからストレスをうまく解消すればハゲを防ぐことができるのです。

# 78

# ハゲたくなければ肉を食べない

ストレス解消以外にアンドロゲンの分泌を抑えるにはどうしたらよいのかというと、**肉や乳製品の少ない食事をとり、肥満のある人はそれを解消するということです。**

アンドロゲンを含め、性ホルモンのもとになっているのはコレステロールです。コレステロールは、肉とか乳製品に多く含まれています。

また、肥満の人は、血中のコレステロールが多くなるので、そのためにアンドロゲンの量も増えます。

だから、ハゲたくなければ、肉や乳製品は週に1回程度にし、さらに肥満にならないように注意することが必要です。

また、ゴボウ茶を飲むことを習慣にするのも、ハゲの予防になります。ゴボウ茶には、血液中のコレステロールを低下させる作用があるためです。

# 79

# 加齢臭にはゴボウ茶を飲む

実は加齢臭にも、アンドロゲンがかかわっています。

ストレスがたまってアンドロゲンが過剰に分泌されると、皮脂が過剰に分泌されることはお話ししました。しかし、中年になると、肌が老化して、だんだん皮脂をうまく排出させることができなくなってしまうのです。

すると、処理しきれなかった皮脂が「脂肪酸」となってたまってしまって、この脂肪酸が酸化して「過酸化脂質」になることによって、「ノネナール」という特有のにおい物質が出るのです。

したがって、加齢臭対策もハゲ対策の場合と同様に、アンドロゲンの分泌を減らすため、肉や乳製品を少なくするということ、ゴボウ茶を飲むということが解決策になります。

# 80

# 娘に臭いと言われても落ち込む必要はない

娘から臭いといわれるとお父さんは傷つきます。そこでズバリ申し上げます。

**「年ごろの娘さんが自分の父親のにおいを嫌うのは、種の多様性を守るためだ」**

動物の集団社会における雌にとって、自分の父親を見分けるのは非常に難しいものです。そうとは知らずに交尾すると、近親相姦になって、種の多様性が維持できなくなります。

そこで「ＨＬＡ」という遺伝子が体のにおいを規定し、親から子に遺伝します。子どものときはにおいで親を探し、成熟すると、自分のにおいに非常に近い雄は近づけないようにするのです。それが動物社会における掟なのです。

年頃の娘さんから臭いといわれてもそれは体臭のせいではありませんから気にしないでください。

# 81 健康な歯を糸ようじでつくる

体を洗うときにナイロンタオルでこすってはいけないという話をしましたが、私たちの体というのは汚れが自然に落ちるようにできています。

だから、鼻をほじったり耳あかをとったりする必要はまったくありません。下手にいじると逆に粘膜を傷つけてしまって、外敵の侵入を容易にしてしまい、風邪をひきやすくなったり中耳炎を起こしたりする可能性もあります。

**ただし、体のほかの部位と違って、歯に関しては、きちんとケアをして汚れを落とす必要があります。**

実は昔は、歯も鼻や耳と同じように、自ら意識してケアする必要などありませんでした。われわれの祖先は、歯と歯の間には隙間があり、ものを食べても歯に挟まるということがなかったためです。

ところが、火を使うようになって硬いものを食べなくなってから、あごが退化して小さくなっていきました。

歯というのはもともと32本あったのですが、あごが狭くなって収まりきらなくなり、今では28本しかありません。残りの4本は基本的に骨のなかに埋もれたまま。これが現在、「親知らず」と呼ばれているものです。

そして歯と歯の間の間隔が非常に狭くなり、食べ物が挟まりやすくなったことが虫歯が起こりやすくなった原因です。

実は歯磨きをしても汚れの8割は落ちていないといわれています。ですから食事のあとは、歯磨き前に必ずフロス（糸ようじ）を使って、歯と歯の間に挟まった汚れをとるようにしてください。

また、歯磨きをするときには歯磨き粉を使いすぎないこと。歯磨き粉にはぬめりをとるために細かい粒子がたくさん入っていますが、それでごしごしこすりすぎると、エナメル質がとれて歯が磨り減ってしまいます。歯磨き粉を使うよりは時間をかけて水歯磨きをしたほうがよいでしょう。

歯だけでなく、歯茎のほうまでマッサージするように磨いて、歯茎の部分の血流をよくし歯周病を予防することも大切です。

82

# 免疫力を高めてはいけない

近年、免疫力を高めるのがブームです。病気を治すためには免疫力を上げればよいと思って、サプリメントを買いあさっている人もいます。

そこでズバリ申し上げます。**「免疫力を高めると病気になる」**

たとえばがんになるのは、免疫力が低下していたからではありません。通常の免疫力があったにもかかわらずがんになった人も数多くいるわけで、免疫力を高めることによって病気が治るかというと、治りません。むしろ免疫力を高めることによって、体に害を及ぼすことも多いのです。

そもそも免疫とは、体に備わった防御機能のことです。

われわれの体を1つの国とすると、免疫は秘密警察にたとえられます。常に国内を監視して、国外から入ってきた敵を攻撃し、国を守る役割をもつのです。

免疫力が高い状態とは、この秘密警察が過剰な力をもった状態をイメージしたらよいでしょう。過剰な力をもった秘密警察は、国の外から誰かが入ってきたとみるや、それが何の敵意のない子どもであっても、火器でもって攻撃します。ときには自国民も敵とみなして、逮捕したり、住む家を破壊したりします。そういうことをしているうちに、国は非常に疲弊してしまいます。

つまり、われわれの体のなかの免疫というのは、本来われわれに害を及ぼす力のないようなものまで外敵とみなして攻撃を行なう場合があるのです。たとえばそば粉や小麦粉を食べたり、花の香りをかいだりしただけで、ぜんそく、花粉症、アトピー、じんましんといったアレルギーの症状を起こしてしまいます。

さらには、免疫が私たち自身の体を外敵とみなして攻撃してしまうこともあります。たとえば免疫がすい臓を攻撃するのが糖尿病1型です。腎臓を攻撃すれば、糸球体腎炎になりますし、またはネフローゼという病気になったりもします。それらをまとめて「自己免疫疾患」と呼びます。自己免疫疾患のなかには、「膠原《こうげん》病《びょう》」という難治性の恐ろしい病気もあります。免疫はわざわざ高める必要はありません。何ごともほどほどがよいのです。

# 83 子どもは泥まみれで遊ばせる

昔の子どもは鼻なんかたらしっぱなし、体のなかに菌がいたり寄生虫がいたりするのは当たり前でした。しかし、そういうことに対して免疫が働いていると、そのほかの無害に近いようなものに対しては免疫の働きは及ばなかったわけです。

ところが、衛生的であることを重視して、汚れやばい菌に対して過剰に反応するようになった現代では、子どもが土にまみれたり動物に触れたりということがだんだんなくなってきました。そうしてほとんど無菌状態で育っていると、無害に近いようなものにまで免疫が働いてしまいます。

たとえばインフルエンザウイルスもそうです。インフルエンザで亡くなるのはだいたい小学生から中学生の無菌状態で育った子どもたちです。昔鼻をたらしていた現在中年の人たちは、熱も出ないで数日で治ってしまう場合がほとんどです。ウイルスは単純な構造で、私たちに害を与えるような毒素をもっていません。

そもそもウイルスというのは、自分たち単独では増殖できないため、生物に感染しその生物の細胞を借りて増殖するのです。ですから、宿った先の動物が死んでしまったら、自分達も生きてゆけないのです。そのため、何の症状も起こさずにそこに寄生して増殖をしたいはずです。

しかし無菌状態で育った子どもがインフルエンザウイルスに感染すると、免疫が過剰に反応します。そして本来害のないインフルエンザウイルスを攻撃するために、白血球から「サイトカイン」が出てきます。サイトカインは外敵をやっつけるための毒のようなもので、血中をただよってきます。そしてウイルスだけを特異的にやっつけるのではなくて、ウイルスのいる組織を傷つけてしまいます。インフルエンザウイルスの場合なら、自分の放ったサイトカインによって、肺炎を起こしたり脳炎を起こしたりして、ときには死んでしまいます。

このような免疫の反応を**「サイトカインストーム」**と呼びます。たとえば肝炎ウイルスに感染して肝炎が起こるのも、サイトカインストームによって肝臓が破壊されてしまうことが原因です。

# 84 口呼吸で花粉症は治る

アレルギーにおける免疫の過剰な働きを抑制することはできないのでしょうか。実はできます。鼻からではなく口から抗原を取り入れるようにすればよいのです。たとえば、小麦粉が鼻から入ってぜんそくを起こす子どもも、小麦粉を団子にして口から食べさせればぜんそくは起きません。これを**「サルズバーガーチェイス現象」**といいます。口からとったら抗原性は失われるということです。

なぜかというと、鼻が外敵を排除するための関門になっている一方で、口というのはありとあらゆるものを栄養として取り入れるための取り込み口だからです。身近な例でいうならば、こしょうはにおいをかいだだけでくしゃみが出ますが、なめてもちっとも問題は起きない、ということはまさにそういうことです。

これは多くの人が悩んでいる、花粉症を治すのにも利用できます。**方法としては、口呼吸すること。**鼻から花粉が入って症状が起こるのが花粉症なので、鼻で呼吸しないで、歯を閉じて歯の隙間から口呼吸をしながら外を歩いて口から花粉を取り入れるようにすればよいのです。そうするうちに体が花粉に慣れて、花粉症が起こらなくなります。

実際に医療の現場でも、花粉症の治療として、同じ仕組みを利用した「減感作療法」という方法が用いられています。口のなかに花粉のエキスをたらして、体をだんだんと花粉に慣れさせて、花粉症を起きなくさせるというものです。

花粉症には、ゴボウ茶も有効です。ゴボウは、漢方薬としても使われていて、アレルギー性や慢性の気道炎、皮膚炎に効能があるということがいわれています。まさに花粉症にはぴったりです。

花粉症シーズンには、朝は1杯の濃いゴボウ茶を飲んで、出かけるときはマスクをせずに口呼吸をしながら外を歩きます。このとき、花粉症対策の飲み薬や点鼻薬、点眼薬を使わないこともポイントです。薬を使うと、口呼吸の効果が得にくくなってしまいます。

私自身、これを実行して、2年前から花粉症の症状が出なくなりました。

# 第6章

# 温めない

## 南雲流・
## 体を強くする習慣

# 85

# 冷え性の人は体を冷やせ

女性に多い冷え性ですが、体を温めると改善されると思ったら大間違いです。温めて体温が上がるなら、トカゲなどと同じ変温動物です。人類を含む哺乳類は恒温動物ですから、環境によって体温は変わりません。熱帯に住む人は高熱で、寒冷地に住む人は凍死寸前ならば、人類は滅んでいたかもしれません。

われわれの体には体温を調整する体温調節中枢があって、外側から体を温めれば温めるほど汗をかいて体を冷やそうとします。だから、どんなに長湯をして体を温めても、その後に湯冷めをします。

冷え性を本当に治したいなら、こたつに入ることではなく雪かきをすることです。体を温めるのではなく、冷たい外気にあたりながら体を動かすのです。

そうすると、次のようなことがおこります。

・筋肉を動かすことによって、筋肉中のグリコーゲンという糖が燃焼して熱を発

生する

・筋肉収縮によるポンプ作用によって、末梢の血液が送り返され、血の巡りがよくなる

・首を冷やすと体温調節中枢が働いて脂肪を燃焼させ、体温が上がる

もう一つ、**冷え性を治すための画期的な方法をお教えしましょう。それが「水シャワー」です。**水シャワーと聞いただけで、この本を買うのをやめようと思った方、あわてないで私の話を聞いてください。

朝冷たい水で手を洗った後、しばらくしたら手のひらが真っ赤になってじんじんと感じるでしょう。私たちの体は、寒さを感じると脳や内臓の重大な臓器にまず血液を送って、末梢の臓器には血を送らなくなります。そのため手足が冷えるのです。そこで、冷え性の人は、冷える部分を意識して冷やしてあげると、そこの血管が広がって血流が再開するのでじんじんするのです。

# 86

# 「水シャワー」で冷え性を治す

では、実際に段階を追って冷え性を治しましょう。

まずは、簡単な方法として手足の水シャワー。朝起きたら風呂場に行って、ひじから先、ひざから下を水シャワーで冷やしてください。その後、乾いたタオルでよく拭いてクリームを塗ります。数分で手足がポカポカしてきます。

次に、本格的な水シャワーです。お湯のシャワーを浴び、体をなで洗いしながら、温度調節を絞って3段階くらいで水にしていきます。まずはぬるま湯を背中からかけます。またちょっと温度を下げて背中にかけます。最後はぐっと温度を下げて頭から水を浴びます。これ以上無理と思ったら、途中で中止しても結構ですが、慣れてくると快感になっていきます。

乾いたタオルで全身を乾布摩擦すると体がポカポカしてきます。水を浴びることによって、体温を調節する機能が刺激されて内臓脂肪が燃えるからです。

## 南雲流・水シャワーの方法

**1** 簡易法:ひじから先、ひざから下に真水をかけて冷やし、その後乾いたタオルで乾布摩擦をする

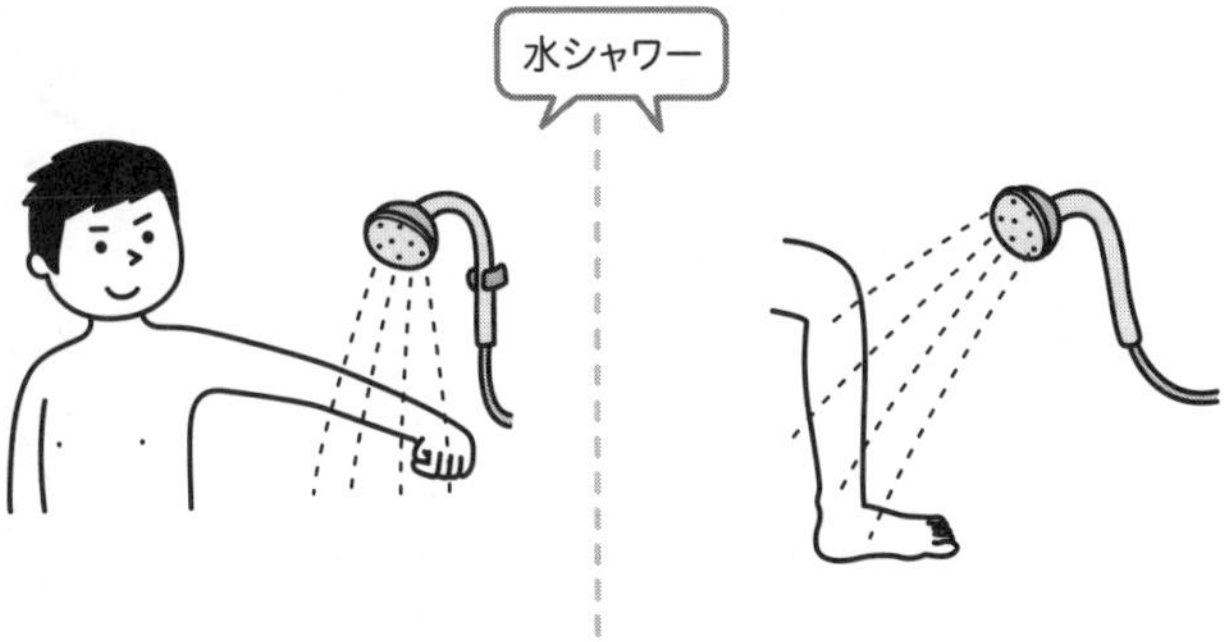


**2** まず、ぬるま湯のシャワーを浴び、それを温度を下げながら水になるまでくり返す

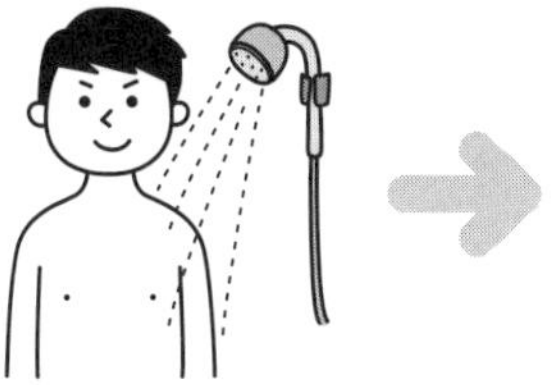

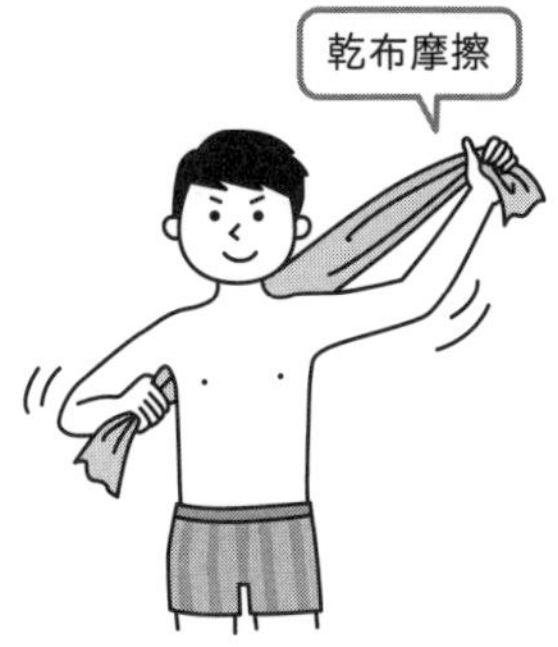

# 87

# 体を温めると痩せない

痩せるために半身浴をしたり、サウナに入ったりしている人がいます。でもズバリ言いますが**「体を温めても痩せないですから」**。

お風呂に入ってたっぷり汗をかくと脂肪が燃焼すると勘違いしていませんか。脂肪は発熱物質ですから、寒いときに燃焼するのです。

体を温めると体温調節中枢が体を冷やそうとして汗をかかせます。このとき深部体温は低くなろうとしているので脂肪は燃焼しません。ただ水分を喪失しているだけですから、湯上がりに水を飲んだらすぐ元通り。冷えたビールを飲んだら逆に増えてしまいます。

本当に痩せたいと思うなら風呂は「カラスの行水《ぎょうずい》」。温まらない程度にざっと入って、最後に水を浴びてください。

心臓が止まりそうでできないという方は、「ひじから先、ひざから下」に水をかけるだけの簡易法でも結構です（192ページ参照）。

外を歩くときは涼しい格好をしてください。ただ**薄着をするだけで、体が若返って、ウエストが細くなる。**こんなに安上がりのことはありません。

体を温めている人に限って、冷え性で、風邪を引きやすい。つまり免疫も下がっているのです。

**「体を温めると病気になる！」**これが私の持論です。

# 88

# 冬でもマフラーはしない

最近は冬でも短パン・黒タイツの女性をよく見かけます。「寒いのに根性あるなあ」と感心しますが、上半身に目をやると、ダウンのジャンパーにマフラー、帽子と重装備。「頭寒足熱」とは、正反対のことをしています。

そもそも「頭寒」とは、頭とくに首筋を冷やせ、ということです。そうすることで、脳の体温調整中枢が働いて、脂肪を燃やすよう指令がきます。脂肪は1gで9キロカロリーになりますので、効果的に体を暖め、深部体温（医学的には核心体温といいます）を上昇させます。

このとき、脳や内臓などの重要臓器の血流を維持するために、末梢の血管が収縮して足が冷えるので「足熱」、つまり足を温めろといっているのです。

私は、冬でもTシャツにサマージャケットで、マフラーもせずに、風をビュービュー浴びていますが、慣れてくると震えることはありません。

なぜなら、寒冷の刺激によって、内臓脂肪がガンガン燃えているからです。

寒ければ、前述の「おなかをひっこめて」「最大歩幅で歩く」とすれば、筋肉中のグリコーゲンが燃えて、さらに体が温まります。

これにより、冷えが治るだけでなく、内臓脂肪が減ってウエストが細くなり、スタイルよく若返ります。

## 89

# 肩をもんでも肩こりは治らない

性別を問わず悩んでいる人が多い症状が「肩こり」です。

肩がこったからと背中をもんでもらうという人がいます。しかし、マッサージは根本的な解決にはなっていません。湿布を貼ったり薬を塗ったりすることも同様です。

そもそも肩こりというのは、なぜ起こるのでしょうか。

肩こりの原因というのは、肩の周りの筋肉にあります。ただし、筋肉痛とは別です。**筋肉痛が運動などによる筋肉の「使いすぎ」によって起こることはよく知られていますが、これに対して肩こりは、肩の筋肉の「使わなすぎ」によって起こるのです。**

どこの筋肉を使わないのがいけないのかというと、肩甲骨の周りの筋肉です。

肩甲骨は上半身の骨盤です。肩甲骨周りの筋肉は人類の祖先が４本足で歩行をしていたとき、上体の半分の体重を支えていたと考えられます。

ですから現在でも、肩甲骨の周りでは非常に強じんな筋肉が発達しています。

ところが人類の祖先が進化して、2本足で歩くようになってからは、それだけの負荷が、肩甲骨の周りの筋肉にかからなくなってしまいました。

それでもひと昔前までは、畑を耕したりまきを割ったりと、上体の筋肉を使うことが多かったのですが、今は多くの人がデスクワーク主体の生活をしています。

そのため、肩甲骨の周りの筋肉を使う機会がさらに少なくなり、そこに血液がうっ滞してしまいます。それによって肩に痛みが生じるのが、肩こりなのです。

肩をもんでもらったときには、このうっ滞した血液が流れるので、一時的には治ります。しかし、肩甲骨周りの筋肉を使っていなければ、また血液はうっ滞してしまうので、肩こりがまた起こってしまいます。ですから、マッサージは根本的な解決にはならないのです。

# 90

# 肩こりの人は床を拭く

では根本的な解決はというと、肩甲骨の周りの筋肉を使うこと。そのためには**「4本の足で歩く」**ということです。というと皆さんびっくりしますが、簡単なことです。床を拭けばよいのです。

よつんばいになって腕を動かす床拭きは、肩甲骨の周りの筋肉をよく使いますから、肩こりを解消したい人には非常におすすめです。

実は私自身も床拭きを実践しています。マスクと手袋をして片手にフローリング用洗剤、片手にタオルをもって、洗剤を床に吹きつけながら床を拭いていると、タオルがみるみる真っ黒になります。これはすごい快感です。

それが終わったら「窓拭き」。これも同様の効果があります。

窓の高いところを拭くとき、肩甲骨が体幹から離れるように大きく動きます。このとき同時に肩甲骨の周りの筋肉も動かすことになり、肩こりが解消されます。

## 南雲流・肩こりの直し方

1 床を拭く

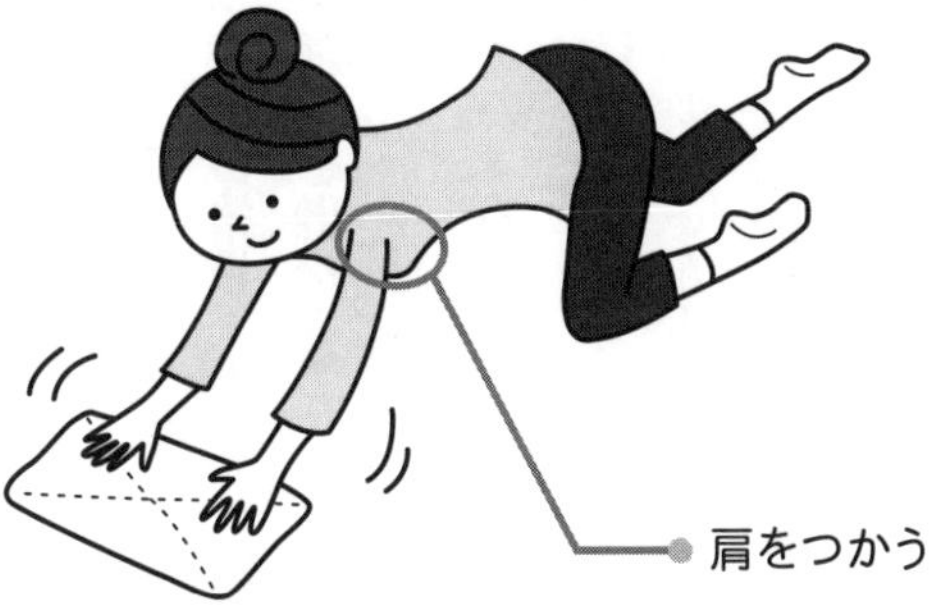


2 窓拭きをする

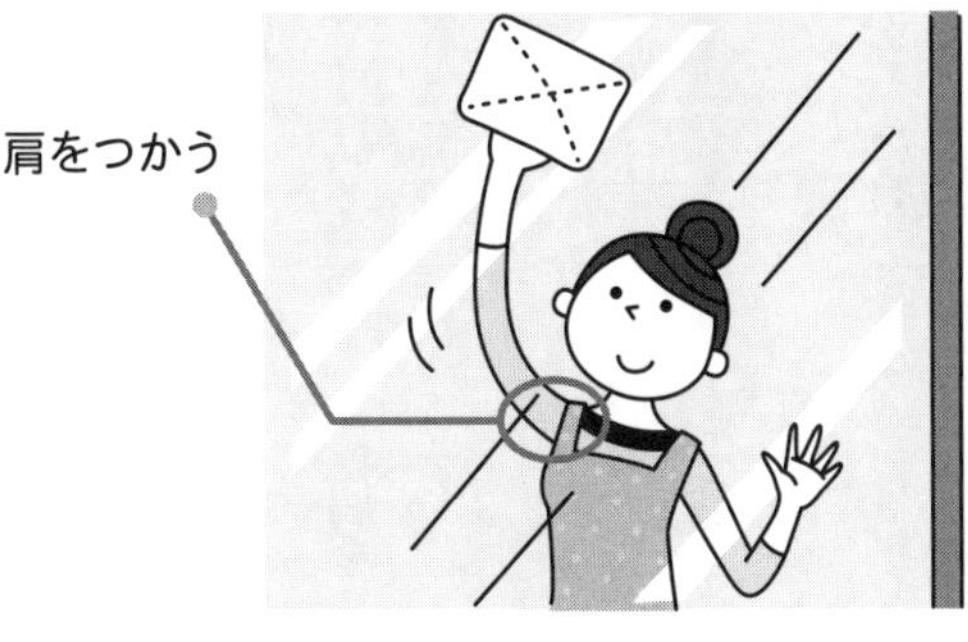

# 91

# ストレッチは意味がない

健康になるために、ストレッチをやっているという人がいます。

しかし、ストレッチの結果、180度開脚ができるようになったり、後屈をして自分の股の間から顔を出せることに、何の意味があるというのでしょうか。

私の場合は、前屈しても地べたに手はつきません。

しかし、だからといってストレッチをして体をやわらかくしようとは思いません。なぜかというと、私の仕事は手術をすることで、手術をするのにそこまでの体のやわらかさは必要ないからです。

**ストレッチは、仕事や家事などの日常動作を可能にするために行なうもので、不要な動作をいくら練習しても若さにはつながりません。**体の若さは、日常の仕事から獲得してください。

92

# 腰やひざの痛みは減量で治る

腰の痛み、ひざの痛みで歩けないという人もいます。そのほとんどは肥満が骨や筋肉に負担をかけて痛みを起こしているからです。ですから、肥満を解消するという意味でも食事の量または回数を減らすことと歩くことが大切です。

ただ、特に体重が重い人の場合は、腰やひざへの負担を軽くするために最初のうちは浮力のある水中でウオーキングをした方がよいでしょう。やがて、体重が減ってきて腰やひざへの負担がさほど心配いらなくなってきたら、地上を歩くようにします。そうしないと実際に骨を支えるだけの筋肉を鍛えることはできません。

水のなかというのはいわば無重力状態です。

重力の負荷がかからないと、骨も骨粗しょう症になってしまうし、筋力も落ちてしまいます。

# 93

# ケガをしたときこそ歩く

リハビリのために病院に入院している人がいます。日がなベットでごろごろしながら、1日1回リハビリ室で体操の指導を受けます。しかし、足腰はますます弱くなって、なかなか社会復帰ができないのです。こんなリハビリは意味がありません。

本来のリハビリの意味は、「社会復帰」を指します。1日も早く退院して、通勤や仕事をしながら機能を回復すべきです。

足の悪い人が入院していれば、どこへ行くのも車いすで運んでくれます。それに対して、退院すれば松葉杖をついてでも歩かなければ分かりません。大変な不自由かもしれませんが、この大変さこそが機能回復には不可欠なのです。

働き盛りのお父さんが、脳卒中で倒れると、親孝行な娘さんが出てきて、「お父さん、もう無理しなくてよいから」と車いすに乗せて、何から何まで面倒を見てしまうことがあります。けれどもそれを1ヶ月間続けると、本当に歩けなくなってしまいます。

アメリカでは同様の場合、まだ意識もうろうとしている病人に対して、「とにかく立ち上がれ、前に歩いてみろ、今それをやらなかったら二度と歩けないぞ」といってすぐに歩かせます。

それは機能の回復のためでもありますが、回復しない機能がある場合にも、残った機能で代償するための訓練でもあります。

交通事故で片足を失ったり半身不随になったりした犬や猫が、それでも残った足で飛び跳ねて動く様子を見たことがないでしょうか。それが機能の代償です。

人間だと車いすを使うことで機能を補おうという考え方になりがちですが、使われなくなった途端に機能というのはどんどん失われていってしまうため、**やはり多少無理をしてでも体の機能はどんどん使わなければなりません。**

スポーツしない
食べない
飲まない
考えない
洗わない
6
温めない
夜更かししない

# 94

# むくみはたくさん歩いて治す

頭や足がむくんでいると、老けて見えます。

冷え症が温めるのでは改善されないように、足がむくむので座って休む、というのも逆効果です。むくみというのは、水分の蓄えです。飢えに備えて内臓脂肪を蓄えるように、渇きに備えてむくみが起こるのです。

地球上の生物というのは本来、いつ食事や水にありつけるかわかりません。だから食事にありつけたときに、すぐに消費して排泄してしまうのではなく、脂肪として蓄積しておいて、空腹状態になったときに利用するようにできています。

水も同じです。水分をとったときに、その水をすぐに尿として排泄してしまったらもし次の水場になかなかありつけなかったときに渇きで死んでしまいます。だから、体のなかに水分を蓄えています。

では、どこに蓄えるのか。われわれの体の50～60％は水分で、そのうちの１つは血液です。しかし、血液中に水分を蓄えるということは。水分をとると血圧が上がる、または血液が薄まるということです。でも、いちいち水を飲むたびに血圧が上がっていたら生命を維持することができませんので、血液ではありません。

ほかには細胞のなかの細胞質という部分。しかし水を飲めば細胞が膨れ上がって、脱水になれば細胞がひからびてしまうということであれば、同じく生命を維持することは非常に難しくなってしまいますので、細胞質でもありません。

とすると、あと1つ、水分を蓄える場所はどこかというと、細胞と細胞の間にある「間質」と呼ばれる部分。ここにむくみとして蓄えるのです。

体がむくむのは生物の進化の結果。そこに水分が蓄えられているのは非常によいことなのです。けれどもわれわれはそれで足がむくんだり顔が大きく見えたりするということを嫌ってなるべくむくみをとりたいと考えます。

そのためには、何をすればよいのかというと、よく歩くということです。または顔のむくみの場合であれば、ガムをよく噛むのがよいでしょう。

**こうして筋肉を動かすことによって、間質の水分は、リンパの流れに沿って、静脈のなかに還流されていって尿として排泄されていきます。**

スポーツしない
食べない
飲まない
考えない
洗わない
6 温めない
夜更かししない

第7章

# 夜更かししない

## 南雲流・若返り睡眠術

# 95

# 睡眠が肌を美しくする

空腹と果物や野菜の皮が肌によいという話はしました。

これにもう1つつけ加えてほしい肌によい生活習慣が、「ゴールデンタイム」に睡眠をとることです。ゴールデンタイムとは、夜の10時から夜中の2時までの間のことをいいます。

睡眠には、レム睡眠とノンレム睡眠の2つの状態があります。

子どもは、ノンレム睡眠の時間が多いといわれています。

実はノンレム睡眠の間には「成長ホルモン」というホルモンが出るのですが、これは子どもにとって体を成長させるための非常に重要なホルモンなのです。「寝る子は育つ」と昔からよくいうのは、まさにそのとおりなのです。

そしてこの成長ホルモンは大人に働くと、内臓脂肪が分解され、筋肉がつくり上げられます。また、メラニンを吸収して肌の美白化を行なうなど、傷ついた皮膚や粘膜を修復するということもしてくれているといわれています。

大人になると、ノンレムの睡眠の時間は短くなるものなのですが、それでも夜10時から2時までの間はほとんどがノンレム睡眠の状態です。ですから、この間に眠っていると、おなかも引っ込んで肌も美しくなる、というわけです。

きれいな肌のためにはここはぜひとも睡眠をとっていただきたいと思います。

以前、「アンチエイジング」という言葉が流行したとき、成長ホルモンを成人に注射して体を若返らせるということが話題になったことがありました。

**しかし、そんなふうにして高い費用をかけて成長ホルモンを注射しなくても、ゴールデンタイムに眠るだけで肌は若返っていくのです。**

# 96

# 夕食を食べたらすぐ布団に入る

ご飯を食べると、副交感神経が活発に働きます。

副交感神経には、消化液のような体のなかの分泌物を増やして、消化を助けるために働きがあります。

また、眠気を出すのも副交感神経の働きです。ごはんを食べたらとろーんと眠くなるのはそのためです。

**したがって、夕食をとったら、食後の眠くなったときを逃さずに、布団のなかにすっと入って、眠ってしまいましょう。**

私は、普段は病院の仕事を6時に終え、予定がなければ真っすぐ帰宅し、入浴し、その後夕食を食べます。すると、夕食を食べると自然と眠くなるのでそのまま寝るようにしています。

ごはんを食べたあと、すぐに眠くなるのは自然の摂理です。逆にこのタイミングで寝ないと、深夜12時を過ぎてもなかなか寝れなくなります。これでは、「睡眠のゴールデンタイム」を逃してしまいます。

「ごはんを食べてすぐ眠ると太る」といわれますが、「ゴールデンタイム」に寝ることで、成長ホルモンが分泌され、内臓脂肪が燃焼されます。

実際に、私も食べすぎることで体重が増えることはありますが、食べてすぐに寝たことで体重が増えたことはありません。

夕食をきちんととって、それからすぐに寝るという習慣を身につけておけば、たとえば、朝の時間がないときにあわてて食事をするとか、よくかまずに食べる、そういった不健康なことをすることはありません（逆にいえば、これらの習慣が太るもとになります）。

1日のライフスタイルを決めることで、若さを維持できるのです。

# 97

# ぐっすり寝ることで嫌なことは忘れられる

海馬をきちんと働かせるためにも、睡眠は大切です。

海馬の仕事とは、「いらない情報を切り捨てること」。そして、これが最もきちんと行なわれるのが、睡眠の最中です。

海馬は、眠っている間に、自分が今までに経験したあらゆる記憶を、無作為につなげていきます。その海馬の作業過程でわれわれが見るのが夢です。

したがって、夢はストーリーはでたらめですが、すべて自分が過去に体験したことです。体験していないことは夢のなかには出てきません。たとえばフランス語を話したことのない人が、フランス語で夢を見るということはありません。

そうやって、記憶を無作為につなげていくことで、最終的にいらない部分を切り捨てて、大脳の奥深くにしまいこみます。そして必要なものだけを残していくというのが海馬の仕事です。海馬が働くことによって、生きていくうえで妨げとなるような記憶をしまいこんでいるのです。

睡眠にはレム睡眠とノンレム睡眠の2種類があります。レム睡眠は体が休んでいても脳は覚醒している状態、ノンレム睡眠は脳も休んでいる状態です。海馬が不必要な記憶を整理しているのは、レム睡眠のときです。

ですから、朝なかなか布団から出られないときとは、無理して布団を出ることはないと思います。ストレスがたまっていて、そのストレスを海馬で整理しているところですから、素直に寝続けましょう。

一方で、体調がよいときというのは、何をやっても楽しいものです。仕事をやっても楽しいし、メールを見ても楽しい。

そういうときは遠足に行く日の朝と同じで、朝早く目が覚めるものです。こういうときは、素直に早く起きたらよいと思います。

私自身は夜10時ごろまでには床に就き、朝4時くらいには起きるようにしています。

# 98 悩みがあるときはさっさと寝てしまう

悩みや心配事がある人は、そもそも寝る前に、あれこれといろいろなことを考えてしまいがちです。

本来ならば、私たちの体のなかにはオンとオフの機能があり、たとえば朝起きたときに男の人だったらネクタイを閉めればオン、女の人だったらお化粧をすればオン、反対に夜に家に帰ってきてパジャマに着替えるとか、化粧を落とすとか、風呂に入るなどすると、オフのスイッチが入ります。

**私たちの体は、常に「交感神経」と「副交感神経」という2つの神経によって調節されています。**

交感神経はどちらかというと戦う神経、副交感神経はやすらぎの神経です。それを使い分けて、神経・血液・ホルモンの恒常性などを保っているのです。

そのオンとオフがうまく切り替えられないということになると、くつろいでいるときにも仕事のことや人間関係の悩みのことが頭を離れず、寝るときになっても考えてしまうということになってしまいます。

そのことが、不眠やノイローゼなどを起こしてしまうこともあります。

ですから、ときには新皮質を完全に押さえ込んで、オフの状態にしなければいけないのです。

何か悩みがあるのなら、ひとたびは考えてみる。でも、答えが出ないときにはもうそれ以上は考えるのをやめましょう。何も考えずに脳のスイッチをオフにしてしまって、寝てしまうのがよいのです。これで新皮質はオフになります。

さっさと寝てしまうことが、心へのいちばんのケアになるのではないかと思います。

# 99 部屋を真っ暗にしてカーテンを開けて寝る

寝るときは、部屋を真っ暗にして、脳に刺激を与えないようにしましょう。

脳というのは、一生涯止まりません。心臓をしているのも呼吸しているのも脳ですから、もし眠っている間に脳が完全に停止してしまったら、寝ている間に呼吸も心臓も止まってしまいます。

したがって、脳というのは退屈がいちばん嫌いです。

まったく音がしない場所に行くと、きーんと音がすることがありますが、あれは幻聴です。それからまったく真っ暗闇にいると、目の前に花火みたいなカラフルな色がちかちかすることがありますが、あれも幻視です。脳は退屈がいやなので、刺激がないと、このようなものを脳自らが生み出すのです。

けれども、そのときにキーンという音をじっくり聞こうとしたり、目の前の色がきれいだからといってじーっと見て楽しんだりしてしまうと、脳の思惑どおりになり、休むことができなくなってしまいます。

逆に、脳をコントロールするためには、脳のスイッチを自分でオフにしてしまいましょう。**具体的には、部屋を真っ暗にして、何も考えない、何も見ない、何も聞かないということがいちばん大切です。**

ただそのときに、電灯などで夜でも窓の外が明るかったり、外から人にのぞかれるなどの問題がなければ、夜でもレースのカーテンを閉めるくらいにしておいて、だんだん夜が明けて日光が入ってきたときに、外が白じんでくるのがわかるようにして寝ましょう。

こうすることで、目覚ましとは違って、自然の光の刺激で目が覚めるので、非常にさわやかに目覚め、1日のスイッチが入りやすくなります。

100

# 朝は日の出を拝め

体のなかには「体内時計」というものがあり、地球上どんなところに行っても いわゆる時差ボケということが起こります。この時差ボケが解消されるというの は、体内時計がリセットされるということです。

どういうときに体内時計がリセットされるかというと、朝、日の光を浴びたと きです。体内時計がリセットされると、「日周リズム」というのが生まれます。

1日のホルモンの分泌も、交感神経と副交感神経のオンオフの入れ替わりも、 それから体のなかの循環も、すべてこの日周リズムによってつくられています。

**したがって、日の光を浴びないと、体内時計が狂って、時差ボケと同じ状態に なります。**

具体的には、朝の9時や10時にようやく起きてきて、食欲もなくて、夜になっ て寝ようと思ってもなかなか寝られないということになります。

さらに、日の光を浴びて体内時計がリセットされたときに、幸せホルモンである「セロトニン」がどっと出るのです。それによって、1日がすごく幸せで充実した気持ちで過ごせます。

そして夜になると、セロトニンが「メラトニン」という睡眠ホルモンに変わります。メラトニンが出ると、人はぐっすり眠ることができます。

うつ状態になった人に対して行なわれる治療で「光線療法」というのがあります。すごく明るい日光色の電灯で光を顔に当て、それで日周リズムをつくるという治療法です。

医学というのは、そういうふうにして、自然の営みを取り入れているわけですが、それは本来であるならば、外から投与されるものではなくて、体のなかから出てくるもの。生活習慣を改善していき、内面から改善することが大切です。

## おわりに　わかっているなら「すぐやる」「すぐやめる」

ここまでいろいろなことを書いてきましたが、実はみなさんは何が体に悪くて、何がよいかということはほとんどわかっているのではないでしょうか。

たばこが悪いとか暴飲暴食が悪いとか、睡眠不足が悪いとか、そういうことはわかっているのに、どうしてやめられないのかということが問題です。

たいていの人が「自分は長く生きようとは思わないから」「どうせ努力しても変わらない」というふうにいいますが、そういう人に限って病気になると、病院に泣きついてきます。

したがって、本当に長く生きたくないというふうに思っているのならともかく、病気になったときに泣きついてくるくらいであれば、今のうちに何がよいか悪いかということを、本書を参考にして分別し、実際に行動してください。

朝起きて、目覚めのたばこがよいのか悪いのか。

道を歩くときに、紫外線が強くて車の排気ガスに汚染された大通りがよいのか、それとも空気の比較的きれいな裏道・細道・日影道のほうがよいのか。

車に乗って通勤するのと、歩くのとどちらがよいのか。

胃がもたれているのにさらに暴飲暴食するのと、しばし絶食するのとどちらがよいのか。

早寝・早起きと夜更かしのどちらがよいのか。

これらのことがわかれば、今日からでもすぐに始めていくことによって、医者の力を借りずに自分の力で治していくことができ、さらに治すだけでなく若返ることができるということです。

この本では、生活習慣の改善によって体が若返るという理論を解説していますが、そのほとんどは私自身が実践し、実証してきたことばかりです。

なかには信じられないこともあるでしょうが、まずは実践してみれば、それが嘘か誠かすぐに実証できるはずです。

この本を読んで納得できたことから一つひとつご自身の体で試してください。

20歳若返ることは夢ではないのです。

〔著者紹介〕

南雲　吉則（なぐも　よしのり）

ナグモクリニック総院長。乳腺専門医、医学博士。東京慈恵会医科大学・近畿大学非常勤講師、韓国東亜医科大学・中国大連医科大学客員教授。

1955年生まれ。父は日本の美容外科のパイオニア吉和氏。東京慈恵会医科大学卒業後、東京女子医大で形成外科を、癌研究会付属病院外科で癌治療を学び、東京慈恵会医科大学第一外科乳腺外来医長を経て、乳房専門のナグモクリニックを開業。「女性の大切なバストの美容と健康と機能を生涯にわたって守る」をモットーに東京・名古屋・大阪・福岡の４院で癌手術、乳房手術に情熱を注いでいる。乳癌学会、形成外科学会、美容外科学会では毎回セミナー講師を担当。

また、「実年齢56歳なのに、血管年齢26歳、骨年齢28歳、脳年齢38歳」という驚異的な若さと、「ゴボウ茶」「１日１食」「腹６分目」などの独特の若返り方法がテレビや雑誌・新聞・書籍などで多数取り上げられる。2012年国際アンチエイジング医学会名誉会長。

2012年４月より、レギュラー番組として『主治医がみつかる診療所』（テレビ東京）に出演。

主な著書に『50歳を越えても30代に見える生き方』（講談社＋α新書）、『空腹が人を健康にする』（サンマーク出版）『ゴボウ茶を飲むと20歳若返る』（ソフトバンククリエイティブ）、『実年齢より20歳若返る生活術』（PHP 文庫）など。

本書の内容に関するお問い合わせ先
中経出版編集部　03(3262)2124

20歳若く見えるために私が実践している100の習慣　（検印省略）

2012年３月24日　第１刷発行
2012年５月11日　第５刷発行

著　者　南雲　吉則（なぐも　よしのり）
発行者　安部　毅一

発行所　㈱中経出版
〒102-0083
東京都千代田区麹町3の2 相互麹町第一ビル
電話　03(3262)0371（営業代表）
03(3262)2124（編集代表）
FAX 03(3262)6855　振替 00110-7-86836
ホームページ　http://www.chukei.co.jp/

乱丁本・落丁本はお取替え致します。
DTP／フォレスト　印刷・製本／大日本印刷


ISBN978-4-8061-4334-5　C2077